これからの「新しい栄養学」について語りましょう

身体を守るために今こそ知ってほしい栄養情報の教科書

参議院議員
秋野公造

琉球温熱療法院院長
屋比久勝子

現代書林

序

私が沖縄県知事在職中に、沖縄県民の命と健康を守る役割を担ってほしいと期待していたのが参議院議員の秋野公造さんである。

私が知事職を全うした後も秋野さんとは親交が続いているが、その秋野さんが「沖縄では肥満の割合が増加しているが、沖縄が返還された昭和47年と平成23年を比較して、沖縄県民が摂取するカロリー量と脂肪量は減少している」と発言したとき私は耳を疑った。

沖縄の食生活は欧米化したとよくいわれている。そんなはずはないと思った。そこで、「沖縄県民は食べすぎと呑みすぎと運動不足のせいで肥満となって、先人が築いた長寿が失われ、自らのことを節制が取れなくなったと自信を失っているから、沖縄で一体何が起きているのかを機会を捉えて説明してほしい」と軽く話して執筆されたのが本書である。契機となる発言をしたために私が序を書くことになっている。

対談の相手は沖縄で永く遠赤外線を用いて温熱を提供してきた屋比久勝子氏である。氏は体の不調を訴える県民に接してきたといえよう。二人の対話はまったく異なる視点をぶつけあって、沖縄で起きていることを解明しようとしながら、結局は琉球の時代から伝わる沖縄の食にその意義と解決策を見出そうとしている。

近年まで沖縄県は長寿を誇っていた。たしかに過食・過飲・運動不足だけで沖縄の肥満のすべてを説明できないならば、食についての理論を再整理して新しい視点で沖縄の現状を振り返る必要がある。

気は若いつもりでいるが、どうやら私はもう少しタンパク質を摂取したほうがよさそうだ。また、体に必要な脂質と酸化についても考えてみたいと思った。

本書は栄養に関する難解な理論を対談形式で読者に理解しやすいように努めつつ、偏った栄養の理論を戒め、結局は新鮮な食材によるバランスの良い食事を志向している。沖縄に求められていることは結局このことなのだろう。

秋野さんには沖縄県民の命と健康を守るための理論構築に引き続き努めていただ

きたい。

私も沖縄の食材と調理法を見直しながら、偏食を慎み、より健康な生活を送っていこうと思う。

２０１９年１月

元沖縄県知事　**仲井真　弘多**

まえがき

皆さん、日常生活で「栄養」のことを意識していますか？

「バランスのよい食事を摂る」
「自分の好きなものばかりではなく、栄養バランスに気をつける」

ということを子どもの頃から実践されている方も多いと思います。

一方で、世の中には多くの健康情報があふれています。食事や栄養に関する情報も例外ではなく、「○○を食べれば△△がよくなる」、「□□さえ食べれば病気にならない！」といった、ある単独の食材だけで体の不調が改善するという主旨の健康情報も見受けられます。このような誤ったものも含むさまざまな健康情報が氾濫している中で、「どんな食材（栄養）をどう摂ったらいいかわからない……」と悩む方も多いのではないかと思います。

私は沖縄県で「琉球温熱療法」という独自に開発・考案した温熱療法（体に熱を入れて全身を温め、血流をよくする健康法）を実践しており、これまでに延べ15万人の人たちに温熱療法や栄養指導を行ってきました。また最近では韓国や中国などの海外からも依頼があり、温熱療法や栄養に関する講演を行っていますが、日本人にも外国人にも共通して私が感じていることは、多くの人が「低栄養状態」になってしまっているということです。

本文で詳しく解説していきますが、栄養とカロリーを混同されている方が多いのですが、栄養とカロリーはまったく違うものです。体を構成する細胞や酵素、ホルモンや赤血球の材料となるものであり、私たちの体にとって最も重要なのは栄養なのです。正しい情報を知らないばかりにその栄養が適切に摂れておらず、結果として多くの人が「低栄養状態」になってしまっているのです。私自身も、栄養学に関する知識が乏しかったために、過去に自分の体調を悪化させてしまいました。

このような現状を踏まえ、もっと多くの人に栄養に関する正しい知識、情報を伝えたいと思い、本書の出版を決意しました。細胞を再生、修復したりするためには、良質な栄養が必要です。正しい知識、情報に基づく栄養を摂取すれば、細胞はよみがえり、健康な体を取り戻せ、本物の健康が手に入るということを知ってほしいと思っています。

本書の出版は、共著者である参議院議員で医学博士でもある秋野公造先生よりいただいたご縁で実現することができました。秋野先生は胃がん予防のためのピロリ菌除菌の保険適用を国会質疑を通して実現されたり、透析を受けている方や糖尿病の方向けの足病に対する重症化予防策やフットケアを推進するなど、医療関連の施策でも広くご活躍されており、多くのご著書の中で医療問題について発信されています。

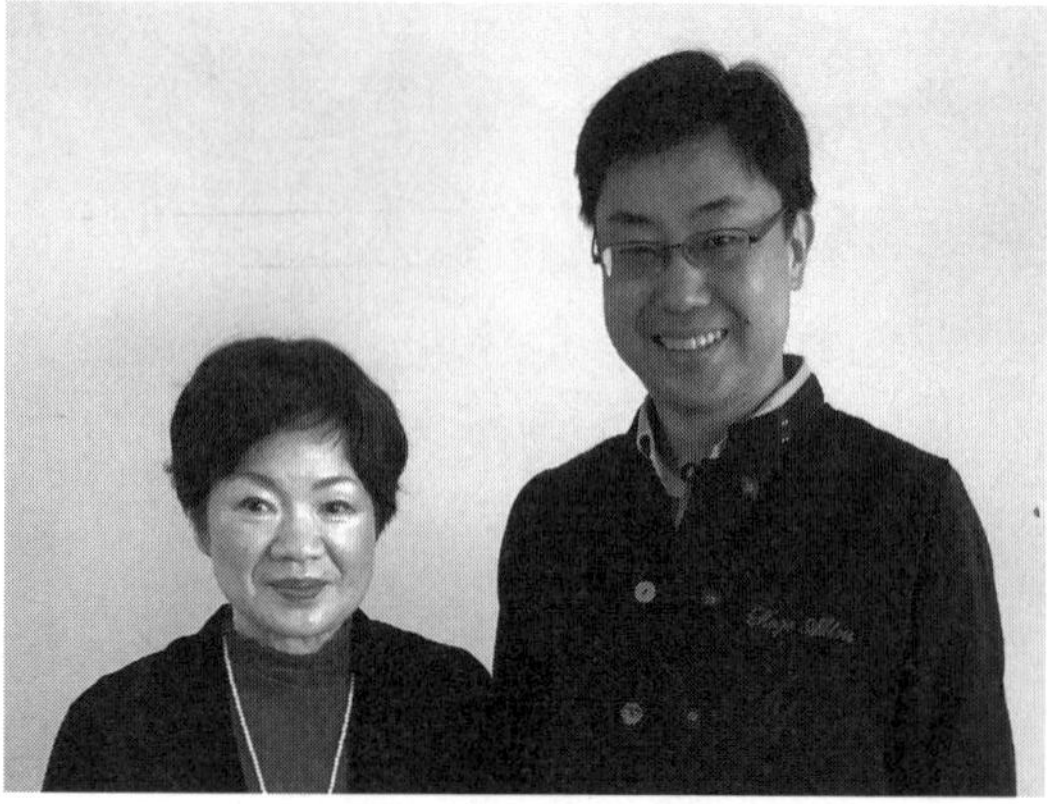
共著者近影：屋比久勝子(左)、秋野公造(右)

本書の対談も「正しい栄養情報の普及が日本の未来を変える」と快くお引き受けいただき、本書においては生理学的な観点から栄養に関するさまざまなアドバイスをいただきました。この場を借りて厚く御礼を申し上げます。

なお、本書の内容につきまして、栄養素に関する説明はできる限り平易な言葉で書いたつもりですが、どうしても専門的な用語を避けられない箇所もありました。そういったところではつい「難しい！」と身構えてしまうかもしれません。しかし、繰り返し、栄養価の高い食べ物を噛み締めて味わうように読んでいただくと必ず理解でき、あなたの栄養に関する知識、情報、そして常識がアップデートされるでしょう。

本書によって、より多くの人に正しい栄養に関する情報が認知され、適切な栄養指導や家庭での栄養摂取のお役に立てることを願っております。

２０１９年１月

琉球温熱療法院 院長　**屋比久 勝子**

目次

第1章 なぜ今、栄養なのか

第2章 いちばん大事なもの――タンパク質の話

第3章
酸化と隣り合わせの個性的な栄養素――脂質の話

第4章 老化や病気を招く酸化ストレス――活性酸素の話

第5章 代謝のために、なくてはならない微量栄養素――主にビタミンの話

エピローグ

プロローグ

全国一の肥満県、沖縄

屋比久　私は沖縄で生まれ、沖縄で育って、ずっと沖縄の人たちの健康状態を見てきました。今は「琉球温熱療法」という民間療法を行っており、少しでも沖縄の人たちの健康に寄与したいと思っています。秋野先生は医師として、また国会議員として、沖縄の人たちの健康状態をどのようにご覧になっていますか。

秋野　最近は、沖縄を「長寿の島」とはいわなくなりましたね。厚生労働省が平成29（2017）年12月13日に公表した「平成27年都道府県別生命表」によると、沖縄の男性の平均寿命は全国36位に低下し、非常に厳しい結果になりました。

屋比久　あのときは、沖縄県民もとても大きな衝撃を受けたと思います。

秋野　昭和60（1985）年の沖縄は男女ともに平均寿命が全国1位を誇っていました。女性の平均寿命については、その後も平成17（2005）年まで1位だったものの、平成22年は3位、平成27年は7位に低下してきています。報道には、その原因として、「運動不足」、「脂質摂取量」、「カロリー過多」、「飲酒習慣」などが挙げられていましたが、もっと精緻な分析が必要です。

図1　沖縄県における肥満者の割合

沖縄県における肥満者の割合は **45.2%**（平成23年）**全国第1位**

	昭和47年	平成23年
カロリー摂取量（kcal）	1,896	1,678 ↓
脂質摂取量（g）	54.4	51.8 ↓

歩数平均値（男性）
全国 第10位（8079歩／日）
（平成23年）

飲酒習慣者の割合（男性）
全国 第44位（30.8%）
（平成23年）

脂肪エネルギー比率の分布	男性（全国）	女性（全国）
	32.2（20.7）%	39.2（28.4）%

参議院予算委員会 2016年3月3日（木）秋野公造（公明党）
厚生労働省「国民健康・栄養調査結果」・沖縄県「県民健康・栄養調査の現状」より 秋野公造事務所作成

図1は私が参議院予算委員会で質疑の際に提示したパネルなのですが、まず、沖縄の肥満率は全国1位です。厚労省が平成24（2012）年1月に公表した「国民健康・栄養調査」と沖縄県の「平成23年度県民健康・栄養調査」によると、成人（20〜69歳）の肥満率について沖縄は男女とも、全国1位です。とくに男性の肥満率が高く、45・2%もあります。約2人に1人が肥満なのです（**図1**）。

屋比久　たしかに、沖縄の街を歩いていると、太っている人が目につきます。しかも、本土では見かけないような超肥満の方も多いですね。

　肥満が多ければ、脂肪肝になりやす

いですものね。

秋野　脂肪肝の原因は肥満と飲酒です。しかしながら、脂肪肝のなかにはアルコールを原因とするものと、そうでないものがあります。なかでもNASH《ナッシュ》（Non-alcoholic steatohepatitis）と呼ばれる非アルコール性脂肪肝炎から肝硬変や肝がんを発症するケースが増加しているのです。肝臓がんはこれまでウイルス性肝炎から進展して、原因の肝炎ウイルスを除去すれば肝臓がん発症のリスクを大幅に減らせるとされてきました。近年は状況が異なってきており、脂肪肝を原因とする肝臓がんが約2割を占めてきているのです。

屋比久　どうしてNASHになるのですか。

秋野　単に肝臓に脂肪が蓄積する脂肪肝の状態から、酸化ストレスなどが加わってNASHに至る第二段階説が支持されています。ウイルス性肝炎やNASHによる慢性炎症の状態が持続すると、肝臓がんを発症しやすくなるのは、ピロリ菌感染による「ピロリ感染胃炎」という慢性炎症の状態が持続して、胃がんを発症しやすくなる仕組みと同じです。では、なぜ沖縄にそんなに肥満が多くなってしまったのか。過去のデータから分析してみました。

屋比久　それが、カロリー摂取量と脂肪摂取量のデータですね。

秋野　これも厚生労働省の「国民健康・栄養調査」と沖縄県の「平成23年度県民健康・栄

養調査」によると、沖縄が返還された昭和47（1972）年と平成23（2011）年を比べると、カロリー摂取量も脂肪摂取量も減少しているのに、肥満が増加しているのです。では運動量はというと、男性の一日当たりの平均歩数は8079歩ということで全国10位。けっこう歩いているし、飲酒習慣歴のある方の割合も全国44位と高くない（**図1**）。ですから、食べすぎ、飲みすぎ、運動不足で肥満になっている方もたしかにいらっしゃるのですが、それだけでは説明できないのが沖縄の肥満なのです。

データでは見えてこない沖縄の実態

屋比久　秋野先生は、この問題を国会で質問されましたね。テレビで拝見して、よくぞおっしゃってくださったと思いました。

秋野　カロリーも脂質も摂取量が減少しているのに肥満が増加しているとしたら、栄養指導のあり方を見直さなければならないと思ったのです。もしも低栄養で肥満になっている方に、「あなたは食べすぎですよ」と指導することは間違っている可能性があります。また、肥満の定義も、ＢＭＩ（Body Mass Index）という身長と体重だけで計算する体格指数を用いていますが、改善の余地があるでしょう。同じ身長と体重でも筋肉量が多い方と、脂肪が多い方が同じＢＭＩとして評価されるとしたら、個々において適切な指導はできません。そこで、予算委員会のテレビの前で当時の塩崎恭久厚労大臣に質疑をさせていただいたのです。

屋比久　その一方で、沖縄は食事に占める脂肪エネルギーの割合が多いんですよね。

秋野　そうなんです。食事から摂るエネルギーの3割以上、女性は4割近くを脂質から摂っています。バランスも考えなくてはなりません。ここから、屋比久先生が常々おっしゃっている「低栄養」ではないか、という問題が浮かび上がってきます。ですから、食事の組み合わせや栄養素の摂取量などを細かく再検討しないと、適切な栄養指導ができないのではないかと指摘させていただきました。

屋比久　塩崎大臣は、「新たな視点」だと評価されていましたね。

秋野　「新たな視点」とご答弁くださったのは、国が今までそういう発想をもっていなかったということを率直におっしゃったのでしょう。さらに塩崎大臣は、「（それが）より効果的な健康増進につながる可能性がある」と踏み込み、「専門家の意見も踏まえて調査する」と答弁されています。ですから、カロリーや脂質の摂取量だけではない、新たな指標がこれから定められていくことを期待します。

屋比久　それはとても期待がもてますね。私はずっと、カロリーと栄養は違うと皆さんに話してきました。でも、なかなか理解していただけないですね。国はいまだに、カロリー、カロリーといっていて、病院も学校もカロリー計算で料理の献立をつくっています。では、そのカロリーの中身は何ですか、と聞きたいのです。沖縄では摂取カロリーは減っていますが、脂肪で摂っているカロリーは多い。そのひずみが、肥満や生活習慣病という形で現れているのではないでしょうか。

秋野　屋比久先生と話し合って国会で質疑をしました。そして、国も栄養指導に新たな視点が必要と目を向けました。

屋比久　私たちも現状に合った栄養学についてしっかり話し合っていきましょう。

沖縄の長寿復活が日本を変える

屋比久　沖縄で今、健康なのは80歳を過ぎたお年寄りです。おじいやおばあが健康だから、ずっと平均寿命も長かったんです。でも、戦後生まれの人たち、70代にさしかかる年齢の人たちから下の若い層で病気をもっている人は、ほとんどが生活習慣病です。秋野先生が先ほどおっしゃった肝臓がんや脂肪肝などの肝疾患をはじめ、糖尿病や高血圧、閉塞性肺疾患なども多いですね。それから、精神疾患も多い。心療内科の受診は、２か月待ちだと聞きます。さまざまな原因が考えられますが、主に食べ物によるものと思います。

秋野　食べ物がどのようにエネルギーを生み出し、どのように体を構成しようとしているのかをお伝えすることができたなら、この本はさらに興味深いものになりますね。

屋比久　食事の影響は大きいと思いますよ。戦前の沖縄は、大豆や芋類や野菜や海藻、肉は豚や山羊が中心の沖縄の伝統食を食べていました。質素でしたけど、体にはよかった。それが戦後、様変わりしましたね。若い人はポークランチョンミートやハンバーガー、揚げ物などを食べるようになり、すっかり食事が欧米化して、高脂肪、高カロリーになりました。それで動脈硬化などが進み、働き盛りの男性の死亡率が高くなってしまったのです。

秋野　食生活が変わって、伝統食が失われたとなると、子どもたちの「食育」が大事になります。そして食育の基盤となる知恵の再整理が必要です。

屋比久　秋野先生は、子どもたちの育ちの問題も国会で取り上げておられましたね。

秋野　そうです。沖縄をガンジュー（頑丈）にするために、子どもたちの育ちの観点を加味して、当時の馳浩文科大臣にも質疑しました。馳大臣からは、「厚労省の調査結果が出たら、学校給食を通じて、適切な栄養や食事の摂取を指導したい」とご答弁をいただきました。

屋比久　国に動いていただかないと、なかなか前には進めませんね。沖縄でも、県と琉球大学が中心になって、長寿県を復活させようと、２０１２年度から「ゆい健康プロジェクト」に取り組んでいます。そこでも、子どもたちの食育のために、学校給食に伝統食を取り入れようという試みがあるそうです。このプロジェクトを推進されている琉球大学の大屋祐輔教授は、「長寿県から転落した沖縄は、将来の本土の姿」とおっしゃっていますから、沖縄がガンジューになることが、日本の将来を変えるかもしれませんね。

秋野　沖縄で健康政策を考える意義はそこにあると思います。

栄養だけではない、酸化にも注意

屋比久　私はこれまで、延べ15万人の人たちに温熱療法や栄養指導を行ってきましたが、病気の方は皆さん、赤血球の細胞膜に問題があるんです。特殊な器械で血液を調べると、赤血球の細胞膜が過酸化脂質で酸化されて、膜が破壊されているのです。赤血球はもともと柔軟な細胞膜をもっていて、自在に形を変えながら細い毛細血管の中を流れているのですが、細胞膜が酸化されるとその変形能が落ちて、血管に詰まってしまいます。それが血液を汚す原因になっているんです。

秋野　どのような検査かはわかりませんが、細胞膜の変化を酸化の問題だけで捉えるのではなく、そもそも細胞膜を構成する脂質の分布も含めてさまざまな観点で考えなくてはならないでしょう。またご指摘の細胞膜の変化は、ほかの細胞にも起きていることかもしれませんね。

屋比久　先ほどお話ししましたように、沖縄は精神疾患も多いのですが、脂肪の摂りすぎで神経細胞の膜も同じように酸化されている可能性がありますね。

秋野　厚生労働省による患者調査の都道府県別にみた精神及び行動の障害の推計患者数・受療率について、沖縄県は全国平均の1・5倍くらいで推移しています。私の恩師である長崎大学の小澤寛樹教授のご著書『精神と栄養』によると、脂質という観点から精神・神経疾患にアプローチしており、たとえば統合失調症患者さんの赤血球膜や死後脳で必須脂肪酸が低下しているなどの研究が紹介されています。

屋比久　細胞膜はリン脂質などの脂質でできていて、脂質は活性酸素（後述）のターゲットになりやすいのです。活性酸素と反応してできる過酸化脂質も、活性酸素同様、強い酸化作用があります。食事のなかで、脂（油）はとても重要です。どんな脂（油）を摂るか、どのように摂るかで、細胞膜の質が変わってくるのです。

秋野　たしかに今の栄養学では、食材の質を評価する視点がありません。たとえば同じ食材でも新鮮なものと賞味期限ぎりぎりのものでは異なることがあるはずです。

屋比久　沖縄は若い共働き世帯が多くて、お惣菜もよく利用されていますね。時間の経った揚げ物も酸化していますから、注意が必要です。

秋野　さて、屋比久先生は、初めてお会いしたときに、タンパク質の摂取について強調されていましたね。

屋比久　沖縄はカロリーの摂取量は下がりましたが、問題はカロリーの中身なんです。カロリーが減って、脂肪から摂るカロリーの割合が高いということは、炭水化物やタンパク質が減っているということです。とくにタンパク質ですね。皆さんは、タンパク質を摂ると太ると思っていらっしゃる。摂りすぎはよくないと。でもね、タンパク質はカロリーとして使われるよりも、細胞の材料として使われるほうが多いんです。筋肉も血液も内臓もタンパク質でできていて、全身の細胞をつくっているのはアミノ酸ですからね。細胞は毎日新しくつくり替えられていますから、常に材料となるタンパク質を補充しなければいけないんです。

秋野　ビタミンやミネラルも含めて必要な栄養が不足しているかもしれませんね。

屋比久　そうなんです。読者の皆さんは意外に思うかもしれませんが、肥満も栄養不足で起きるんですよ。良質のお肉やお魚は高いですからね。安くてお腹がいっぱいになる食べ物といったら、脂っこいものや糖質に偏ってしまうのです。

秋野　新鮮な食材を調理する家庭料理の意義や、調理してすぐに食べることができる、食卓を囲む意義が見直されるべきでしょうね。

胃がんによる死亡数が9%も減ったのはなぜ？～予防対策の重要性～

屋比久　ところで秋野先生は、胃がん撲滅に向けて活躍していらっしゃいますね。

秋野　胃がんは、かつて日本のがんによる死亡数の第1位を占めていました。今でも塩分の摂りすぎなどが原因だと誤解されていることもありますが、ピロリ菌の感染が原因です。原因と増悪因子を混同させてはなりません。胃がん発症は、東アジアに多いといわれ、日本と中国と韓国に共通する課題です。ピロリ菌の種類が異なるアメリカやヨーロッパでは胃がんが少ないのです。ピロリ菌が土の中に棲むことを考えると、かつては地下水などが主な感染経路として考えられています。胃がん家系というのはたしかにあって、遺伝子の関与は否定しませんが、同じ水を飲んでいたことによる風土病であったという視点も必要です。

屋比久　これも国会で取り上げられたんですよね。

秋野　私が国会でこの問題を取り上げたときには、国は胃がんの原因をピロリ菌だと認めていませんでした。世界保健機構（WHO）の下部機関である国際がん研究機関（IARC）が胃がんの原因をピロリ菌と認めたのは、平成6（1994）年のことです。国会で質疑した平成24（2012）年よりも十七、八年も前から、世界は胃がんの原因がピロリ菌の感染であることを知っていました。ピロリ菌は胃炎や胃潰瘍、十二指腸潰瘍など、ほとんどの胃の疾患の原因と考えられています。さらに、胃がんもピロリ菌の感染により、慢性胃炎の段階から萎縮性胃炎に進行して、そのなかから胃がんのほとんどを占める分化型胃がんが発生してきます。一方、スキルス胃がんといって未分化型胃がんは慢性胃炎の段階から萎縮性胃炎を介さずに発症します。それらの胃がんをピロリ菌の除菌で予防できる時代になりました。我が国は胃がんで亡くなるのはもったいない時代になったのです。

屋比久　保険適用になったのは、平成25（2013）年でしたね。

秋野　その後の4年間の成果については、約600万件の除菌が行われ、胃内視鏡検査を保険適用の要件としたことから、同数の胃内視鏡検査が行われました。我が国では、ほぼ100件の胃内視鏡検査により1件の胃がんが見つかっています。よって約6万件の胃がんが早期に発見されたと考えられ、この4年間で胃がんによる死亡報告数は9・2％も減少したのです。

屋比久　それはすごいですね。たしかに、最近胃がんの死亡率は減っていますね。今は大腸がんや肺がんのほうが多いですものね。それから急に、世の中でピロリ、ピロリというようになりましたね。

秋野　保険適用の成果を受けて、佐賀県は中学3年生全員を対象にピロリ菌検診を導入しました。鹿児島県は高校1年生全員を対象にピロリ菌検診を導入しました。平成28（2016）年の段階で全国の4分の1を超える自治体がピロリ菌の検診を導入しています。我が国のピロリ菌感染率は年齢を積み重ねるほど高いのですが、感染は胃が完成していない時期に、具体的には5歳頃までに起きているとされています。感染の予防に努め、仮に感染していても、早期にピロリ菌を除菌しておけば、将来、胃潰瘍や胃がんにかかるリスクを大幅に減らせます。また、日本と同じように胃がんが多い韓国や中国も、日本の動きを注視しています。浅香正博北海道医療大学学長との共著である『胃がんは「ピロリ菌除菌」でなくせる』（潮新書）は、中国の東北師範大学で林嵐教授のもとで翻訳後に吉林大学出版社から出版されて教科書として用いられています。そういえば、屋比久先生は萎縮性胃炎において萎縮の程度を反映するペプシノーゲン検査をすすめられていますね。ありがたいことです。

屋比久　はい。私は40代の頃から胃を悪くし、ずいぶん苦労してきましたから。ペプシノーゲンは、胃の消化酵素ペプシンの元になる物質ですが、胃が萎縮しているとペプシノーゲンの分泌が減って、胃の機能が低下してしまいます。そうすると、せっかく栄養を摂っても胃できちんと分解されず、十二指腸で消化されなくなってしまいます。ペプシノーゲン検査をしておけば胃の萎縮の程度がわかって、それを栄養で改善することができます。

秋野　萎縮性胃炎自体は無症状のことが多いのですが、胃の運動機能が低下して、腹部膨満感、胃もたれ、嘔気が生じることもあり、症状に応じて制酸剤、胃粘膜保護剤、胃腸運動調節剤が処方されます。ペプシノーゲン検査は萎縮性胃炎の程度を簡便に知る方法で、その主たる意義はあくまで胃がんのリスクを知ることです。

未病を予防するために、疾病の重症化を予防するために

屋比久　今、秋野先生から病気の予防の話が出ましたが、私のところに来られる患者さんは、本当に病気が重い方ばかりなんです。どうしてこうなる前に来てくださらなかったのだろうと、残念な思いでいっぱいになります。でもね、ほとんどの方は、予防にお金をかけられないんです。私の療法院も保険は利きませんから、未病を予防するためにここに来られる方は、経済的に余裕のある方に限られてしまうのです。

秋野　今こそ、予防から疾病の重症化予防へ正しい知識の普及啓発を幅広く行うときです。

胃がん予防のためのピロリ菌除菌の保険適用は「生活習慣病の合併症予防を含む重症化予防」の概念を生みました。透析・糖尿病患者の足病を取り上げたのは、透析患者の4％が足を切断しており、ひとたび足を切断すると1年で半分の方がお亡くなりになっている事実があったからです。たとえば透析患者の血管は、内膜においては動脈硬化を、中膜においては石灰化を起こして足血流が悪くなっており、その状態で足に傷ができると一気に切断に至ることがあります。だから平成28（2016）年の診療報酬改定では、透析医療機関において患者さんに透析を行うだけではなく、日頃より足を診察してもらい、患者さんの足に傷ができてからではなく、リスクの高い方を事前に層別して、専門病院に紹介することをもって診療上の評価100点を新設しました。未病から疾病を発症させない、疾病を発症したとしても重症化させないことが重要です。

屋比久　そうなんです。一人暮らしのお年寄り、小さい子どもを抱えたお母さん、あるいはシングルマザー、シングルファザーの方は、体の調子がちょっとくらい悪くても、我慢してしまいます。自分が寝込んだらその日から家族が困ってしまうし、収入にもダイレクトに響きますから。また、年金暮らしで医療費にお金をかけられないという方もいます。そうやって、治療を延ばし延ばしにして、症状が出たときには、すでに末期の状態だったりすることが実際にたくさんあるんです。

秋野　だからこそ、疾病の重症化予防策をさらに進めてきました。平成30（２０１８）年の診療報酬改定においては透析の質を上げて合併症予防を推進する仕組みなどを実現できて、「重症化予防」はもはや診療報酬改定の大きな柱となりました。患者さんがそれらの仕組みをどう選択するかがこれからも課題になります。

屋比久　本当にそうなんです。そういう意味では、なるべく保険でいろいろな医療を受けられるようにすることがとても大事です。そのために、秋野先生にご尽力いただきたいのですが、もう一つはやっぱり、より多くの人に栄養にもっと目を向けてほしいということです。毎日食べることは、自分でできます。食材も自分で選択できます。病気にならないように、食べ物で未病を予防する。そういう視点が医療や健康に携わる者にとって必要ではないでしょうか。

秋野　おっしゃるとおりだと思います。予防も重症化予防も毎日の取り組みが重要ですね。

屋比久　そうでないと、琉球大学の先生がおっしゃっているように、沖縄の現在の状況が、やがて全国に広がるかもしれません。

秋野　沖縄の課題解決には、食事に関する正しい知識の普及と実践が重要だと思います。

屋比久　ありがとうございます。日本人がもっと健康になれるように、ご一緒に新しい栄養学の知識を広めていきましょう。

第1章

なぜ今、栄養なのか

カロリーと栄養は違う！

屋比久　秋野先生とプロローグでお話ししましたように、沖縄は全国一の肥満県です。にもかかわらず、十分な栄養が摂れていない人が多く、それが病気や不調につながっています。かつて沖縄が誇っていた長寿が、今やゆらぎ始めています。

でも、沖縄の方だけではないんですよ。私の療法院には全国から患者さんが来られますが、その方々の多くも圧倒的に栄養が不足しています。言い換えれば、栄養失調の状態です。私がそのように申し上げると、ほとんどの方が、「えっ、こんなに食べているのに、栄養不足、栄養失調なんて信じられません」とおっしゃいます。

秋野　プロローグで、沖縄県では平成23（2011）年では昭和47（1972）年と比較してカロリーも脂質の摂取量もいずれも減少しているのに、肥満となる割合が増加しているというデータをお示ししました。今、日本には食べ物があふれていますが、カロリーのことが気になっても、ご自分が栄養の不足した食事によって不健康になっているかもしれないと思っている方は少ないのではないでしょうか。

屋比久　栄養不足、栄養失調といっても、食べるものがなくて、お腹がすいて、栄養が足りないわけではないんですよ。ほとんどの方は、食べているのに栄養が足りないのです。カロリーは足りているかもしれませんが、栄養が足りていないのです。このことをまず知ってほしいと思いますね。

秋野 カロリーのことは、多くの方が関心をもっています。医療機関による糖尿病の食事指導は、身長に対する標準体重に作業強度を掛け合わせて、一日の摂取エネルギー（指示エネルギー）が決められます。そのうえで、糖質、タンパク質、脂質の三大栄養素の必要量を摂り、ビタミン、ミネラル、食物繊維を欠かさず摂ることが治療になります。

屋比久 そうですね。糖尿病食でも、まずカロリーですね。健康な方も、食事のときに「これは何キロカロリーあるかな」と考える人はいますが、栄養についてはそれほど気に留めていないのではないでしょうか。

いうまでもないことですが、カロリーと栄養は違います。カロリーとは食べたものが生み出す熱量のことで、人間の活動のエネルギー源になるものです。もしエネルギーが不足すれば、体も脳もうまく働かなくなってしまいます。一方、栄養は体をつくる材料になったり、私たちが生きていくうえで欠かせない、さまざまな生理活動を行うために必須のものです。栄養は細胞の一つひとつに送られて、そこでしかるべき働きを担い、全身の機能を活性化させます。

秋野　エネルギーを生み出すものは糖質とタンパク質と脂質で、これを三大栄養素と呼びます。ちなみに糖質とタンパク質は1gあたり4kcal、脂肪は9kcalの熱量を生み出すと計算します。一日の指示エネルギーのうち、50〜60％を糖質で、体重1kgあたり1・0〜1・2gをタンパク質で、残りを脂質で摂ることが理想とされています。それぞれの摂取量は、食品成分表を参考に決めます。

屋比久　この三大栄養素にビタミンとミネラルを加えたものが五大栄養素ですね。それ以外にも食物繊維やファイトケミカルなど、私たちの体はさまざまな栄養物質を必要としています。

秋野　ビタミンやミネラルや食物繊維は直接熱源にはなりませんのでカロリーはありませんが、体内で十分に合成されないものもあるので、食事から摂る必要があります。これらは三大栄養素とともに働いて、エネルギーを産生したり、体を構成したり、体の機能を整えるためになくてはならないものです。

屋比久　そうですね。どの栄養素も、とても大事なものです。ところが今の日本の栄養学は、昔からある古典的な栄養学がベースになっていて、相変わらずカロリー中心で指導されています。私たちの体に本当に必要なものは何なのか、そこに目を向けないと、いくら食べても体は栄養不足のままだと思いますね。

「分子生物学」に基づいた栄養学が必要

秋野　ところで屋比久先生は、どうして栄養学を勉強されるようになったのですか。

屋比久　私が本気で栄養学に取り組んだのは、分子栄養学を提唱された三石巌先生やアメリカの生化学者ライナス・ポーリング博士、『生命の鎖』理論を提唱し、栄養学者でパントテン酸の発見者でもあるロジャー・ウイリアムス博士（精神科医）らの本に出合ったのがきっかけでした。それまでも栄養学のことは勉強していましたが、それは従来の古典的な栄養学です。当時の私は、従来の栄養学では解決できない問題をたくさん抱えており、栄養学の矛盾も感じていました。でも、生理学に基づいた分子栄養学を勉強するようになって、それらの疑問が少しずつ解けていって、さまざまなことがわかってきたのです。それは、今まで私が勉強してきた栄養学とはまったく異なる視点の栄養学でした。

秋野　屋比久先生のおっしゃる分子栄養学とは、どんな栄養学なんですか。

屋比久　あまり聞き慣れない言葉ですよね。分子栄養学は、「分子」というミクロの世界に目を向けた栄養学で、その基礎にあるのは「分子生物学」です。これは、生命現象を分子という物質の最小単位で解明しようとする学問で、昭和28（1953）年にフランシス・

クリック博士らがＤＮＡ（遺伝子）の二重らせん構造を発見したことから、本格的に研究が始動しました。ですから、歴史的にはまだ日が浅い学問ですが、それでも、この半世紀の間に、生体のさまざまな現象に分子レベルで切り込み、新しい発見を重ねています。

秋野　分子生物学は、生命現象を細胞以下の分子のレベルで説明しようとするものです。医学の世界でも分子生物学による新たな知見を採用して、医学の再構築が続いています。

屋比久　日本でも医学教育の基礎学科として、分子生物学が取り入れられていると聞いています。一方、栄養学に目を向けると、日本ではいまだに旧態依然とした栄養学が幅を利かせています。私の知る限り、分子生物学を取り入れた栄養学の教科書はほとんど見当たりません。でも、食べたものによって体が構成されているとすれば、分子生物学を無視して栄養のことを語れないと思います。

秋野　生物の体は、食事を材料にしてエネルギーを産生し、ＤＮＡに描かれた設計図に従ってタンパク質を合成したり、分解したりしています。簡単な素材から複雑な構造をつくるためにはエネルギーが必要となります。そんな絶え間ない働きによって、常に生体は更新されています。

屋比久　それは、非常に分子的なレベルでの営みですね。ＤＮＡの設計図に描かれているのは、タンパク質の構造を暗号化したものです。このタンパク質の情報に基づいて、私たちの体内では、「代謝」が行われています。免疫学の研究者であり、ノーベル生理学・医学賞を受賞したフランク・マクファーレン・バーネット博士は、「代謝こそ、生命の実体」とおっしゃっています。生命は代謝によって生まれ、代謝なくして存在できません。分子栄養学は、分子のレベルで行われる、この代謝に注目した栄養学なのです。

毎日10億個の細胞が壊れ、新しく生まれる～エネルギーの出入りを伴う同化と異化～

秋野　「代謝」という言葉は、わかりにくいかもしれませんね。

屋比久　そうですね。代謝の意味を正しく知っておられる方は少ないと思います。私たちの体は、成人なら約60兆個の細胞で構成されているといわれています。内臓も血管も筋肉も骨も、すべて細胞の集合体です。一つひとつの細胞にはそれぞれ寿命があり、寿命が来ると新しい細胞に入れ替わります。

人間の体内では、毎日体重の30分の1の細胞が壊れて、死んでいくそうです。その数は、平均すると一日10億個といわれ、体重が60kgの人なら2kgに相当します。そして、それと同じ数の細胞が新しくつくられ、古い細胞に置き換わります。これが、細胞の新陳代謝ですね。

秋野　多くの数の細胞が入れ替わっているわけですね。ヒトの肝タンパク質は10日から2週間くらいで、筋タンパク質は180日で約半数が入れ替わるとされています。体を構成する60兆個の細胞の内外では、絶え間なく生化学反応が繰り返されています。エネルギーを使って体を構成する物質が合成されることを「同化」といい、体に同化した物質を簡単な物質に分解してエネルギーを引き出すことを「異化」といいます。代謝とはこの化学反応のことであり、それによって行われる物質交代のことをいいます。そこには必ずエネルギーの出入りが伴います。

さて、エネルギーの基となる口から入った食べ物は、消化管で「消化」「吸収」されて、三大栄養素が酵素などにより最小単位に分解されます。糖質はアミラーゼなどが「グルコース」に、タンパク質はペプシンなどが「アミノ酸」に、脂質はリパーゼなどが「脂肪酸」と「グリセロール」に分解します。そして分解された栄養素は血流に乗って組織に運搬され、組織内の各細胞に分布していく際に、細胞膜で取捨選択され、細胞の中に取り込まれて内部の物質と化学反応を起こします。このとき、化学反応をスムーズに行わせるために必要な物質があります。

屋比久　触媒のことですね。人間の体内では、37℃の温度で化学反応が最も活性化し、それより低くなるとスムーズに行われなくなってしまうといわれています。そのとき、化学反応を促すものが触媒です。触媒はそれ自身は変化しませんが、触媒が介在することによって化学反応のスピードが著しく速くなります。人間の体内でこの触媒の働きをするのが、「酵素（タンパク質）」です。

体内では、3000種以上の化学反応が行われているそうです。1つの化学反応に対して1つの酵素が必要ですから、3000種以上の酵素がなくてはなりません。細胞が正常に機能するためには、必要な酵素が必要なだけあることが条件なのです。

タンパク質の新旧交代こそ、生命の実体

屋比久　旧ソビエト連邦の数学者、セルゲイ・ノヴィコフ氏は、生命をロウソクの炎にたとえています。炎の中では、炭化水素のガスが燃え、炭素の微粒子が熱せられて光を放っています。燃えた炭化水素は酸化して二酸化炭素と水蒸気になり、炭素の微粒子と一緒に上昇して炎の頂点から抜けていきます。

炎が燃え続けているということは、この現象が連続的に起きているということです。炎の形は変わらなくても、その内部では常に新しいガスが燃えて、古いものは炎から出て行きます。これが「代謝」で、炎は代謝によって常に更新されているのです（**図2**）。ノヴィ

図2　エネルギー代謝の仕組み

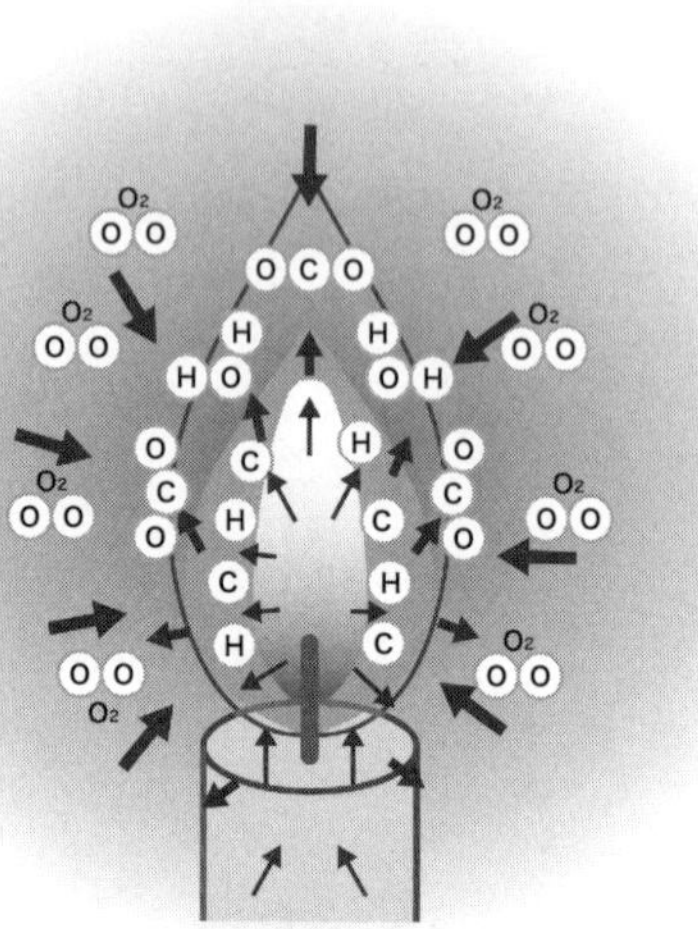

コフは、これこそ生命の実相だといっています。人体も、その中身は代謝という形で常に更新されています。もし更新されない体があるとしたら、それは死んだ体ということですね。

秋野　人体の中で行われている代謝を、ロウソクの炎にたとえたのですね。ロウの成分はパラフィンで、主に炭素と水素で構成されています。このことは生物と無生物に共通するルールです。ロウソクに点火すると、ロウは融解して液体となり、さらに蒸発して気化します。体にたとえたロウが熱エネルギーを放出しながら分解されているのは「異化」にたとえられているのでしょうか。ロウが気化した炭化水素が、炎のまわりから入り込む酸素と反応して、燃焼している（炎を構成している）ことを「同化」に、新たに供給される炭化水素を食事にたとえているのですね。

屋比久　そうですね。私たちの体はタンパク質でできていますが、食べ物から摂ったタンパク質は体内に入ると酵素の作用によって、最小単位のアミノ酸に分解されます。最小単位に分解されたアミノ酸は、再び別の新しいタンパク質に合成されます。

生命活動に必要なエネルギーであるＡＴＰ（アデノシン三リン酸）

秋野　代謝の観点から、ロウソクの炎のたとえを見てみると、炎を燃やし続けるためにはエネルギーが要ります。「同化」には外部からエネルギーを与える必要があり、「異化」ではエネルギーが放出されます。私たちの体はロウソクのように「熱エネルギー」を放出したり蓄えたりできませんので、「化学エネルギー」にてやり取りをします。すなわち体内におけるエネルギー代謝については多くの場合ＡＴＰ（アデノシン三リン酸）を介しています。

この物質はアデノシンという化学物質にリン酸が3つつながった構造をしており、高いエネルギーをもっています。ＡＴＰがエネルギーを放出する仕組みは末端のリン酸とリン

図3　リン酸とリン酸の結合部分にエネルギーを蓄える!

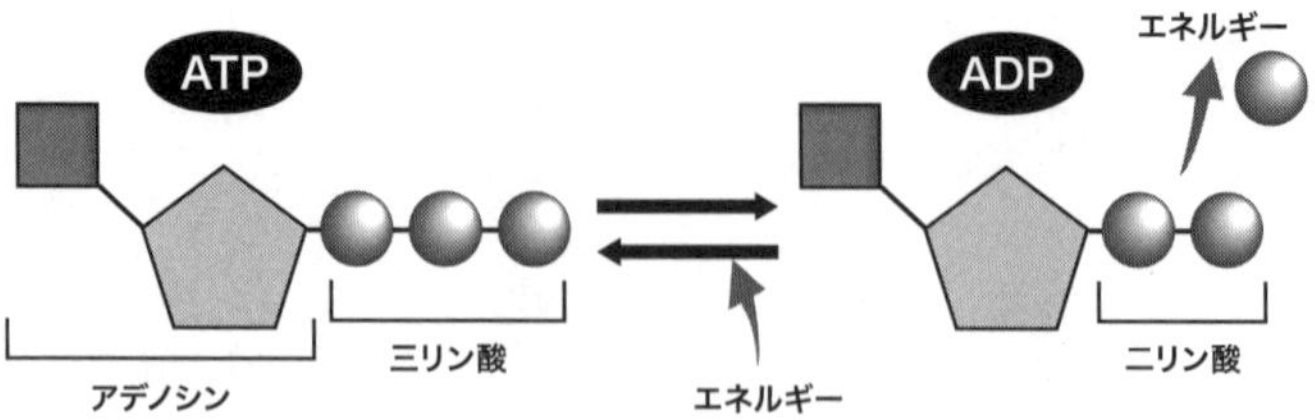

酸の結合が切断されることによります。たとえば、ATPからリン酸が1つ取れるとADP（アデノシン二リン酸）という低エネルギー物質になり、その際にエネルギーをほかの物質に渡します（**図3**）。

なお、もう一つリン酸基が外れるとAMP（アデノシン一リン酸）となります。このように「高エネルギーリン酸結合」といってリン酸結合にエネルギーを蓄えていて、何らかの機序でリン酸が1つ外れることでエネルギーが放出されます。逆に「異化」により生じたエネルギーを利用してADPとリン酸が結合してATPが合成されます。

屋比久　私たちが生きている限り、古くなったタンパク質は速やかにその場を立ち去り、新しいタンパク質に入れ替わります。こうして、異化と同化を繰り返しながら、体は常に更新されているのです。私が「タンパク質をたくさん摂ってください」と皆さんにいうのは、そのためです。

タンパク質は、体を構成する構造体だけでなく、酵素、ホルモン、神経細胞、免疫細胞、免疫抗体の主材料になりますので、私はタンパク質こそ、生命をともすロウソクの炎だと思っています。タンパク質が不足すれば、細胞の中で物質の新旧の交代も行われず、ロウソクの炎も消えてしまいます**（44ページ図2参照）**。

秋野　ロウソクの炎の熱にたとえられたエネルギー代謝には糖質、タンパク質および脂質の絶妙な仕組みが整っていることを後から話し合っていきたいと思います。

生命の最小単位である細胞

秋野　さて、代謝についてロウソクの炎をたとえにして話し合いましたが、生体をミクロの世界まで分解すると、器官、組織、細胞、細胞小器官、高分子、そして最後に分子や原子――素粒子に行き着きます。原子がいくつか結合して、自然界に存在する分子になるわけですが、私たちの体を構成している細胞もこれらの分子の集合体で、これが生命の構造と機能の最小単位といえるでしょう。

細胞は、10～30μm《マイクロメートル》という非常に小さなものです。1μmは10^{-6}mで、0.001㎜ですから、細胞の大きさは0.01～0.03㎜になります。

この細胞の中に、核と細胞質があります。核の中には、DNAの集合体である染色体と

図4　遺伝子発現におけるタンパク質翻訳の概略図

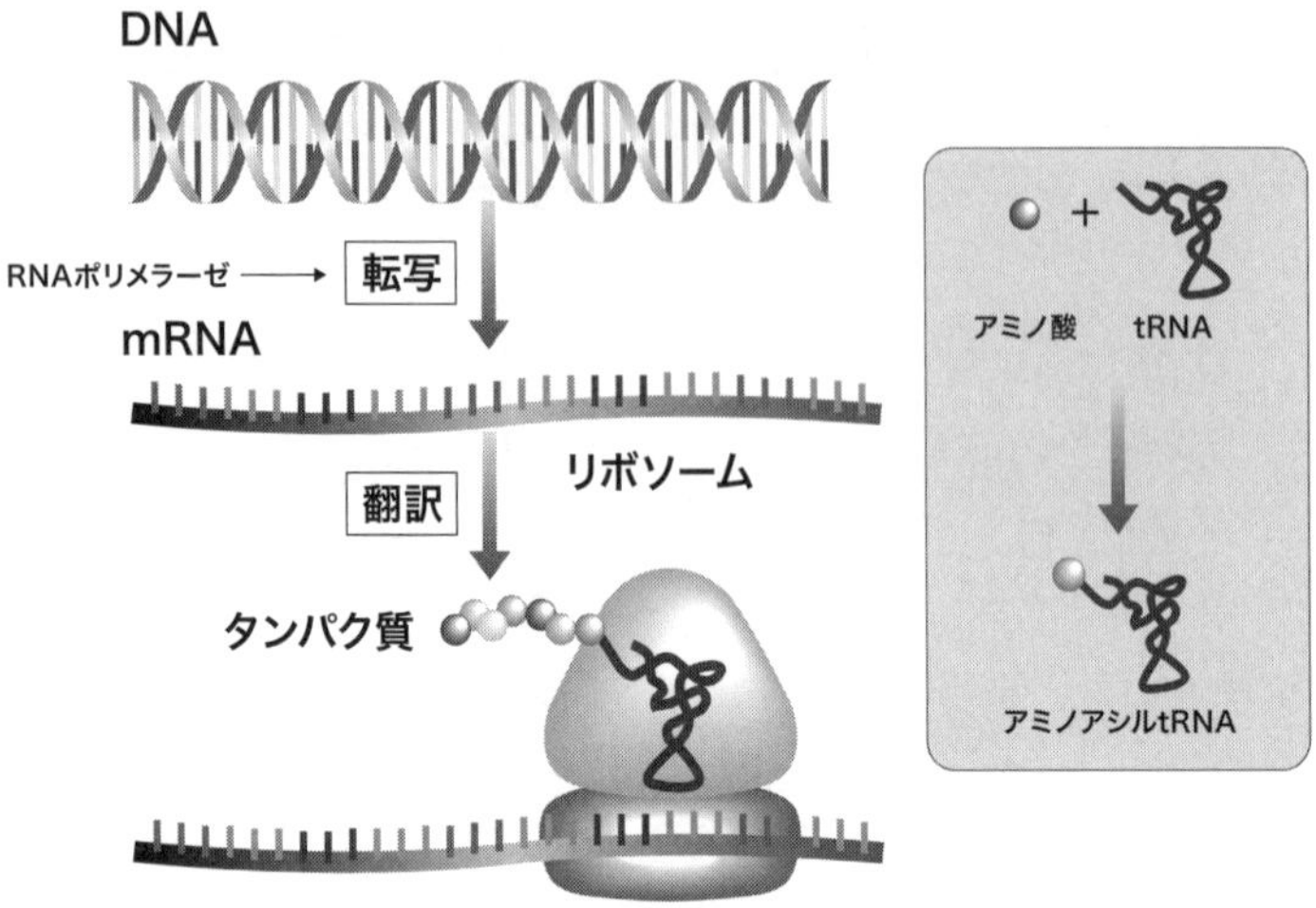

出典:Herve Roy & Michael Ibba 2006 Natureより一部改変

核小体があります。DNAには遺伝子情報が描かれており、この遺伝子情報がmRNA（メッセンジャーRNA）に転写されてタンパク合成が始まります。

もう少し詳しく説明しますと、タンパク質合成の場であるリボソームという顆粒は、核の外、すなわち細胞質内の粗面小胞体にあります。**図4**に示したように、リボソームはDNAの遺伝子情報を受け取ったmRNAが指定する順番に、tRNA（トランスファーRNA）が運んでくるアミノ酸に置き換え、連結させる反応を触媒してタンパク質を合成します。リボソームはいわば、タンパク質の組立工場のような役目をしています。

屋比久　このリボソームの分子をバラバ

図5　細胞の模式図

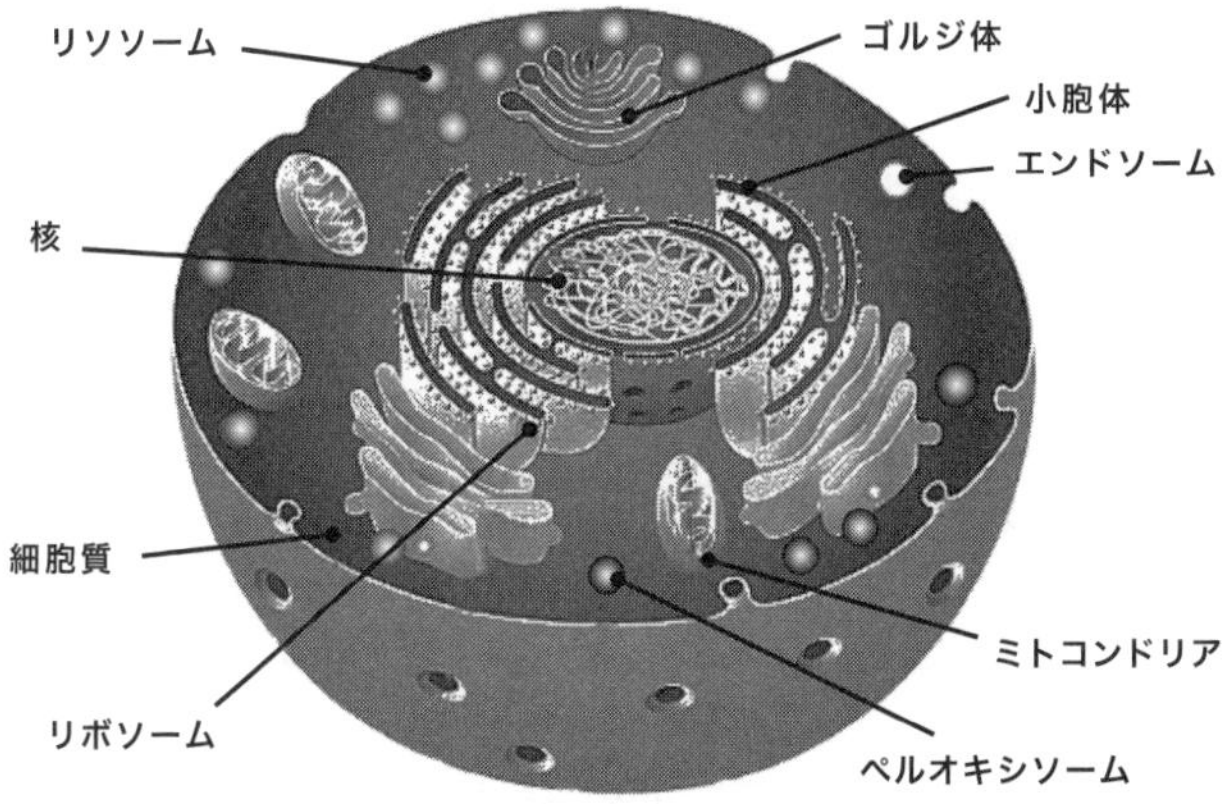

ラにして、それを細胞内と同じ環境の中に置くと、分子は自然に集合して元通りのリボソームをつくり上げるそうです。まるで魔法のようですね。そんな魔法のようなことが起きているのですから、人体は不思議です。

秋野　リボソームもタンパク質ですから、リボソームＲＮＡから合成され、タンパク質の寿命がくれば分解されるという意味ですね。リボソームについて、さらに補足しましょう。細胞の核の中には、ＤＮＡの集合体である染色体と核小体があります。リボソームは、核小体で合成されます。あらためて**図4**を見てください。ＤＮＡにはタンパク質の設計図がありますが、ＤＮＡが直接タンパク質をつくることはできません。ＲＮＡポリメラーゼという酵素の作用を受けて、いったんｍＲＮＡ

に転写され、そのｍＲＮＡに多数のリボソームがつき、ｔＲＮＡによって運ばれてきたアミノ酸に置き換えられていきます。こうしてアミノ酸に「翻訳」されたのちに、アミノ酸が結合して完成したポリペプチドが切り出されます。いらなくなったｍＲＮＡ、リボソーム、ｔＲＮＡは分解されます。リボソームによって合成されたタンパク質のうち、その細胞で用いられるものは細胞質に供給されます。

さらに、細胞質には、さまざまな細胞内小器官があります**（図5）**。栄養素と酸素を反応させて化学エネルギーの元であるＡＴＰを産生する「ミトコンドリア」、タンパク質と脂質の合成や輸送を担当する「小胞体」、細胞内外へタンパク質を輸送する「ゴルジ体」などです。細胞外に分泌されるタンパク質はリボソーム→小胞体→ゴルジ体→分泌顆粒と移動していきます。また、細胞内に侵入した異物や不要になった代謝産物は、リソソームが合体して、加水分解酵素で消化した後に細胞外に放出されます。

これらの小器官も細胞も、すべて膜に覆われています。膜によってそれぞれの形態が保持されており、また、この膜を通して物質のやり取りが行われています。細胞は膜によって個別性を保ちながら、周囲とつながり合っているのです。

細胞レベルの健康が全身の健康を決める

屋比久　秋野先生のお話をおうかがいさせていただき、細胞への理解がだいぶ深まりました。ヒトの体は、知れば知るほど素晴らしい力を秘めていることがわかります。私たちが健康を維持できるのは、人体を構成している細胞の一つひとつが健康で、それぞれが機能を全うし、常に決められたサイクルで新しい細胞に置き換わっているからです。すべての細胞が健康なら、私たちの体は最高の健康レベルを保っていられるはずです。ところが、そのうちのどれか一つでも細胞の機能が低下してしまうと、うまくいかなくなってしまいます。

血糖値一つとってもそうですね。食事をして血糖値が上がると、視床下部から伸びる副交感神経が膵臓を刺激して、膵臓のランゲルハンス島のβ細胞からインスリンというホルモンが分泌されます。ブドウ糖はこのインスリンによって細胞に取り込まれ、血糖値が低下します。このように、血糖値が上がり、それに反応してインスリンが分泌されることを「フィードバック」といいますね。もし血糖値が上がってもインスリンが分泌されなければ、血中にブドウ糖が残って高血糖になり、やがて糖尿病になってしまうでしょう。

こうしたフィードバックの関係は、血糖値とβ細胞だけにとどまらず、全身の細胞や臓器の間で起きています。私たちの体は、すべての臓器、細胞が有機的につながっており、連携しながら、健康を維持するために働いています。そのためにも、すべての細胞が健康でなければなりません。もし、どれか一つでも細胞の機能が低下し、代謝が十分に行われなかったら、こうしたフィードバックの機能が崩れ、全身の健康レベルも低下してしまいますね。

秋野　健康レベルを高い状態で維持するためには、すべての細胞が与えられた役割を十分に果たすことが重要です。屋比久先生が糖代謝についてお話しになりましたが、糖代謝異常の一つである糖尿病は、初期のうちはインスリンの分泌量が増加しており、細胞に過剰にグルコースが供給されて体重が増加しがちです。しかしその後、インスリンの分泌が低下したり、インスリンの効きが悪くなると、細胞に適量のグルコースを供給できなくなります。そうなると、外見はともかく、細胞はエネルギー不足になっています。

屋比久　やっぱり、一つひとつの細胞に必要かつ十分な栄養が行き渡ることが大事なんですね。

秋野　細胞にどのように栄養が届けられるかをご説明します。あらためて、すべての細胞は細胞膜に覆われています。細胞膜は約10nm《ナノメートル》（10^{-9}m）という薄い膜で、二重になった脂質の層にタンパク質が埋め込まれた構造をしています。必要な物質のやり取りは、この細胞膜を通して行われます。

細胞膜を通過できるのは、基本的に水と脂溶性（疎水性）の物質です。水は細胞の内外の浸透圧の差で膜を透過し、脂溶性の物質は膜の脂質部分から自由に出入りできます。水溶性の物質は膜を通過できませんが、膜に結合したチャンネルタンパク質の開いた経路や、運搬タンパク質となら一緒に細胞内に取り込まれます。水溶性のグルコースはインスリンによって特別に細胞内に選択的に取り込まれますが、そのほかの大きな分子などは通れません。しかも、細胞によって通過できる物質は違うのです。

屋比久　それは、どうしてですか。

秋野　細胞膜にあるタンパク質の性質が異なるからです。細胞膜の主成分はリン脂質、糖脂質、コレステロールといった脂質にタンパク質が埋め込まれていると申し上げました。しかし細胞の種類によって膜タンパク質は異なります。膜を通過できるかどうかは、この膜上にあるタンパク質に依るのです。

屋比久　だから、細胞の働きがそれぞれ異なるんですね。

栄養の主役はタンパク質。しかしそれだけでは不十分

屋比久　今の秋野先生のお話にもありましたように、私たちの体はたくさんの栄養素を必要としています。その中心にあるのはタンパク質です。タンパク質不足は、血色素ヘモグロビンや骨格筋、心筋、平滑筋などの筋肉量の減少、内臓タンパクの減少（アルブミンなど）、免疫能の障害（リンパ球、多核白血球、抗体、急性相タンパク）、創傷治癒遅延、臓器障害（腸、肝臓、心臓）などにつながり、除脂肪体重の30％を失うと、タンパク質減少の終末像として窒素死（nitrogen death）に至りやすいといわれていますね。

秋野　タンパク質が体をつくる栄養素であるという理解は必要です。

屋比久　血色素ヘモグロビンなどを合成するにも、アミノ酸グリシンから出発して、ビタミンCやB_6のビタミンがなければ、ヘム鉄は合成できず、貧血を招きやすくなります。タンパク質がなければ、どうにもならないのです。

秋野　ちょっと細かい話ですね。ヘモグロビンはヘムとグロビンの2つの物質からできています。グロビンはタンパク質ですからアミノ酸を原料としますが、タンパク質に分類されないヘムもアミノ酸からつくられています。

図6　タンパク質・脂質・糖質によるATP産生

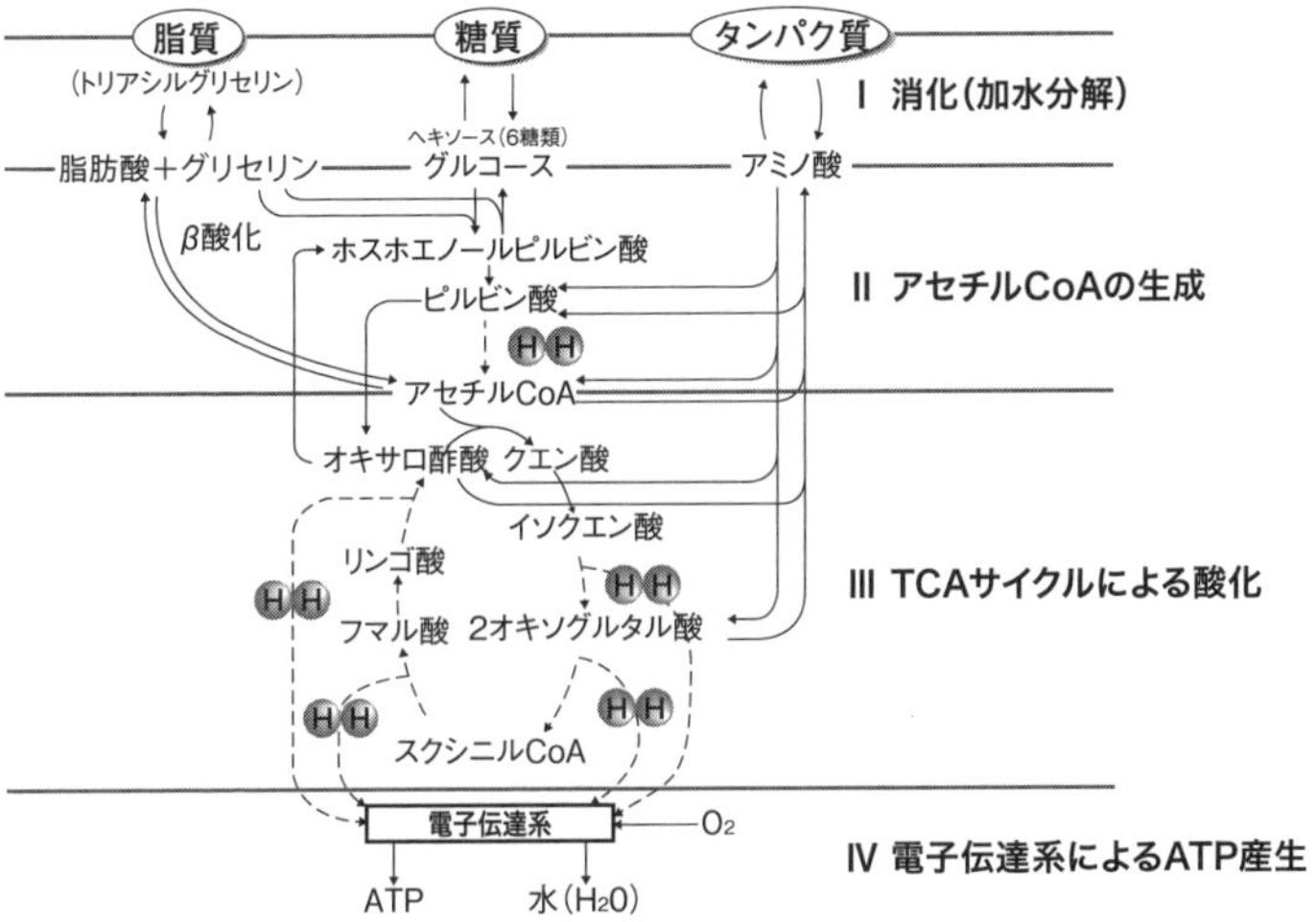

出典:『医学生化学』松田源治他(講談社刊)より引用して改変

屋比久　体内では必要に応じて、酵素タンパクもつくります。肉や魚などのタンパク質が消化管でアミノ酸になるまで、ペプシン以外の消化酵素の分泌を待たねばならず、この過程は決して単純ではありません。すべてをアミノ酸にまで分解するには、ペプシンを頂点とする諸々のタンパク分解酵素を必要としますし、いったんアミノ酸に分解されたポリペプチドは人間の体に合うタンパク質に合成されなければなりません。これらすべての異種タンパクを人間のタンパク質に同化させるには、アミノ基転移酵素のビタミンB_6が必要です。

秋野　異種タンパク質と表現されたのは食事で動植物を摂取するという意味で

しょうか。ビタミンの作用については第5章でお話ししましょう。おっしゃるとおりに、酵素もアミノ酸を原料として細胞でつくられる機能性タンパク質です。さらに、糖質もタンパク質も脂質もエネルギー代謝を通じて相互に補い合えるようになっています。タンパク質の一つの役割に「糖新生」といって、グルコースによるエネルギー産生が不足したときにアミノ酸からグルコースを合成してエネルギー合成が止まらないようにする働きがあります。さらにグルコースとアミノ酸が不足しても、今度は脂質からATPを生成できます（**図6**）。生物は異化と同化を繰り返して、タンパク質を原料として常に新しい生体成分を合成して、その構造を維持しています。そのためにはエネルギーが必要で、タンパク質と脂質と糖質が補い合ってATPを産生しているということでまとめたいと思います。

グルコース（$C_6H_{12}O_6$）からエネルギーを産生する仕組み

屋比久　分子栄養学では、脳を自動車にたとえて、よくこんな表現をします。タンパク質は脳を動かすエンジン本体、ビタミン、ミネラルはエンジンの動きをスムーズにするオイル、ブドウ糖はガソリンだと。脳の栄養といえばブドウ糖や脂質がすぐに浮かびますが、それはエネルギー源になるだけで、脳細胞の栄養になるわけではありません。脳細胞の栄養になるのはタンパク質です。でも、ブドウ糖やビタミンやミネラルがなければ、脳は働けません。脳だけでなく、全身のあらゆる臓器が、栄養の相互作用によって機能を全うしているのだと思います。

秋野 そうなると、大事になってくるのは、栄養の質ではないでしょうか。

屋比久 そうですね。先ほど申し上げたロウソクの炎、これは生命の炎ですが、炎は大きければ大きいほど生命力が強くなります。この生命の炎を燃やす材料になるのは、栄養素です。炎を大きく燃やすには、良質の栄養を十分摂らなくてはなりません。

秋野 炎を大きく燃やすということで、ここで先ほど触れたエネルギー合成についてあらためて触れておきます。先に体内においては主にATPを介してエネルギーのやり取りが行われることを説明しました。同化された合成物を分解してその過程で生じるエネルギーをATPにリン酸結合として蓄えることを呼吸（respiration）といいます。この場合は、息を吸って吐くこと（breath）を意味しません。エネルギー合成のためには糖質もタンパク質も脂質も呼吸によって分解されてATPを生み出していきます。**図6（55ページ）**は糖質、タンパク質、脂質が補い合ってATPを合成しているところを示しています。ここでは、まず糖質が消化されてグルコース（$C_6H_{12}O_6$）からATPがどのようにしてつくられるのか**図6**を見ながら説明してみたいと思います。

グルコースについては、まずⅠの部分で糖質からグルコースに消化された後に、エネルギー産生に入ります。第1段階としてⅡの部分にあたる解糖系、第2段階としてⅢの部分のＴＣＡ（クエン酸）サイクル、第3段階としてⅣの部分の電子伝達系の3段階でＡＴＰが産生されます。糖質の最小単位であるグルコース（$C_6H_{12}O_6$）からピルビン酸（$CH_3COCOOH$）が合成されるまでの解糖系においては、一連の反応には、脱水素酵素とその補酵素であるＮＡＤ$^+$（ニコチンアミドアデニンジヌクレオチド）が自らはＮＡＤＨとなって水素を引き抜いて（酸化）、最終的に2ＡＴＰを生成します（$C_6H_{12}O_6$ ＋ 2ADP ＋ 2NAD$^+$ → 2$CH_3COCOOH$ ＋ 2ATP ＋ 2NADH）。この段階で栄養素は完全に酸化されませんからエネルギー産生も不十分であり、あえて申し上げるなら不完全燃焼の段階といえるでしょう。

次に、ＴＣＡサイクルでは解糖系で得られたピルビン酸から補酵素ＮＡＤ$^+$が自らはＮＡＤＨとなってH^+を失わせて酸化することで、アセチルＣｏＡ（$CH_3COSCoA$）を合成します（$CH_3COCOOH$ ＋ NAD$^+$ ＋ CoA → $CH_3COSCoA$ ＋ NADH ＋ H^+）。その後、ＮＡＤ$^+$はＮＡＤＨとなって、補酵素ＦＡＤ（フラビンアデノジヌクレオチド）はＦＡＤH_2になり、それぞれアミノ酸からH^+を失わせながら、最終的に2ＡＴＰが合成されます（2$CH_3COCOOH$ ＋ 6H_2O ＋ 8NAD$^+$ ＋ 2FAD$^+$ → 6CO_2 ＋ 8NADH ＋ 8H^+ ＋ 2FADH_2

図7　電子と水素を運ぶNADとFAD

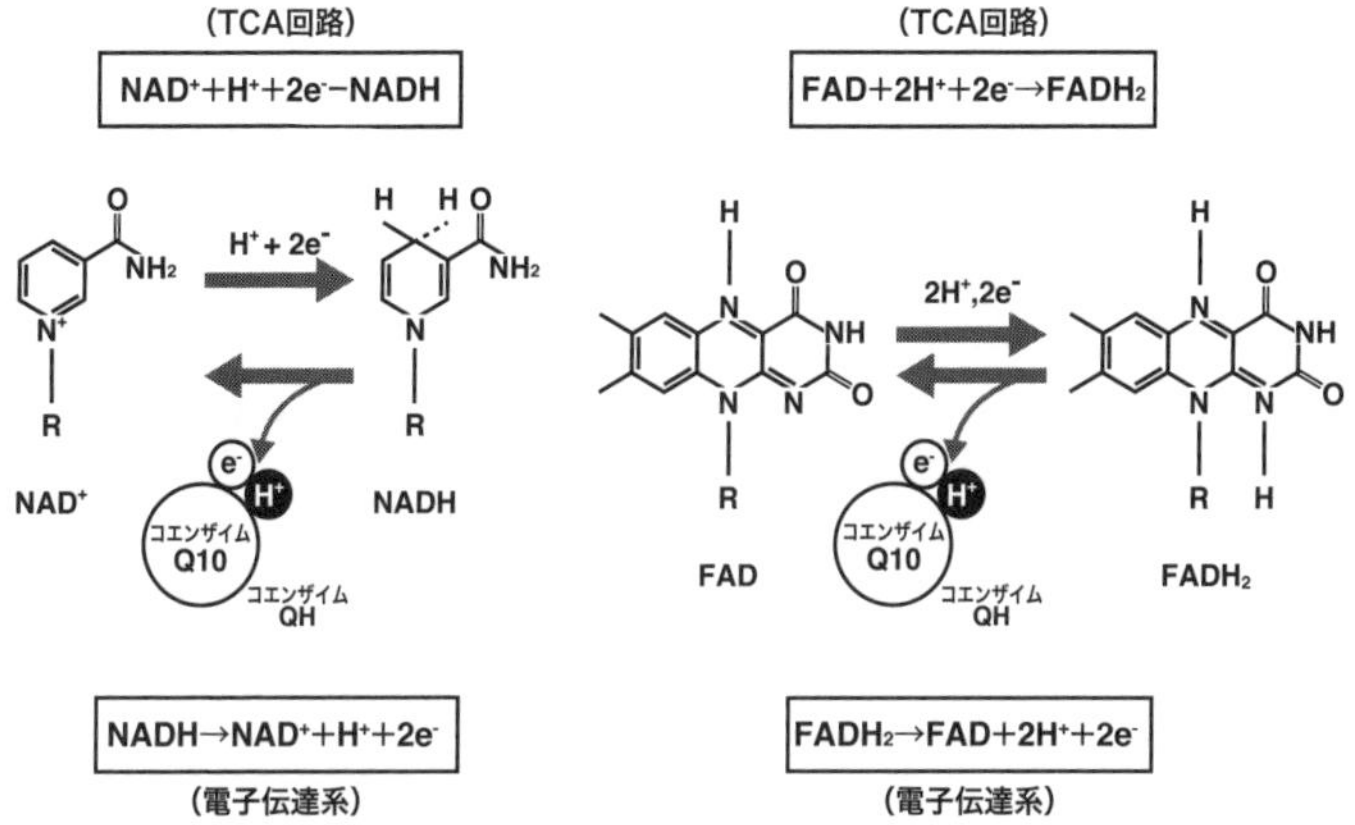

＋2ATP)。アセチルCoAは第3章でもお話ししますが、糖質とタンパク質と脂質の最終代謝産物となります。

最後に電子伝達系では、TCA回路でNADHや$FADH_2$に変化して、放出されたH^+を用いて34ATPが合成されるのです($10NADH + 10H^+ + 2FADH_2 + 6O_2 \rightarrow 6CO_2 + 10NAD^+ + 2FAD + 12H_2O +$ 34ATP)。NADとFADは、それぞれビタミンB群のナイアシンとビタミンB_2から誘導され、いずれも水素の授受に関与します。NAD^+はTCAサイクルで物質からH^+を奪ってNADHに変化し、NADHは電子伝達系でNADHデヒドロゲナーゼによりNAD^+とH^+に分けられ、コエンザイムQ10(補酵素Q10)に電子を渡します。同様にFAD

はＴＣＡサイクルで２つのH^+を奪って自らはＦＡＤH_2に変化し、電子伝達系でＦＡＤと２H^+に分けられ、電子を渡します。このように酸化還元反応の補酵素として働きます（**図７**）。この３つの過程を通して１分子のグルコースから合計で38分子のＡＴＰが合成されます。

なお、「呼吸」とは有機物が酸素と直接結びつくのではなく、有機物から水素を失わせて、それらが酸素と結合することですので、「燃焼」とは区別して考えていただきたいと思います。「酸化」の概念が、「酸素と結合する」から「水素が失われる」へと拡がっていることを頭に留めておいてください。第４章ではさらに「酸化」の概念が拡がっていきます。

屋比久　栄養素は多岐にわたります。そのなかには、人間の体内で合成できるものと、できないものがあります。合成できないものは、食べ物から摂らなければなりません。

秋野　「必須」とつく栄養素ですね。タンパク質なら必須アミノ酸、脂質にも必須脂肪酸があります。

屋比久　微量栄養素のビタミンやミネラルも、ほとんど体内でつくられません。ですから、どちらも必要量は少ないですが、食事から摂らなくてはなりません。ビタミンと似たような働きをして、ビタミンの定義に当てはまらないものを「ビタミン様物質」といいますが、これは体内で生成されます。

秋野 こうした、体内でつくられないものがあることを考慮して、バランスよく栄養を摂らなければなりませんね。

屋比久 それと、先ほど秋野先生がおっしゃった栄養の質ですね。ただ五大栄養素を摂ればいいというものではなく、その質が大事です。たとえば、タンパク質にはプロテインスコア（アミノ酸スコア）というタンパク質の質を表す指標がありますから、スコアの高いものを摂る必要があります。脂質も、どんな種類の脂質を摂るかが大事です。必須脂肪酸でも摂りすぎると問題を起こすものがありますから、脂質の摂り方は難しいですね。

秋野 これからタンパク質や脂質の質や種類についても議論していきたいと思いますし、油脂の酸化という観点についてもよく考えていきたいと思います。

屋比久 おっしゃるとおりです。有害な物質が増えてしまいましたし、タンパク質や脂質の中身にこだわるとともに、いかに酸化を防ぐかということも健康を考えるうえで大きなポイントになりますね。

秋野 好気呼吸を行い、酸素を介してエネルギーを産生している以上、酸化は生命活動に必須ではありますが、酸化による問題から体を守る仕組みについても第4章でお話ししたいと思います。

屋比久 そうですね。活性酸素を除去する抗酸化物質の摂取が大事になってきます。

秋野　次章からもう少し詳しく掘り下げていきましょう。

第2章

いちばん大事なもの

タンパク質の話

卵に救われた命

秋野　屋比久先生は栄養のなかでも、タンパク質を非常に重視しておられますね。以前、大病をされたとおうかがいしましたが、そのご経験からでしょうか。

屋比久　そうですね。病気をしなければこんなに栄養のことを考えることもなかったでしょうし、タンパク質についても深く知ることはなかったと思います。正しい栄養の知識というのは、とても大事ですね。病気のときは、それが生死を分けてしまうこともありますからね。私は卵に命を救われましたといっても過言ではありません。

秋野　それはまた、どういうことでしょう。

屋比久　私はもともと、すごく健康だったんです。でも、38歳のときに急性肺炎で入院したのがきっかけで、次々と病気に見舞われるようになりました。たぶん、悪性貧血が原因で輸血を受け、その後、抗生剤や大量に投与された薬も影響していると思うのですが、黄疸、血清肝炎になり、腎臓病、脾臓の炎症、異型狭心症と続いて、脾臓の摘出手術まですすめられましたが、人間には何一つ無駄な臓器はないと確信し、摘出をお断りしたのです。

秋野　悪性貧血の原因は、萎縮性胃炎により胃底腺にある壁細胞が破壊されることで胃酸の分泌とビタミンB12の吸収に必要な内因子の分泌が減少して、また内因子抗体によりビタミンB12の吸収阻害が起きて巨赤芽球性貧血が発生するものです。

屋比久　ビタミンB12が不足して貧血を起こす理由はＤＮＡ合成が阻害されるからですね。

秋野　そうです。

屋比久　悪性貧血とピロリ菌感染による萎縮性胃炎とは関係があるのでしょうか。

秋野　悪性貧血は自己免疫機序による萎縮性胃炎によるものとされています。北海道医療大学学長の浅香正博先生から「悪性貧血の胃粘膜萎縮は体上部から始まり、胃角を経て幽門部に至る。ピロリ感染胃炎による萎縮は幽門部より始まり、胃角を経て体上部に至る」と教えてもらいました。

屋比久　当時腎機能がすごく悪くて、病院からタンパク質の制限を強いられていました。ですから、食事といえば毎日、お野菜中心とおかゆだけ。そして、両手にあふれるほどの薬を飲んでいました。でもいっこうに腎機能は回復せず、「もう治療のしようがない」と、さじを投げられてしまったのです。退院してからは、自分で治すしかないと思って、東洋医学や生理学に基づいた栄養の勉強を始めました。そのとき私が不思議に思ったのは、なぜ体に必要なタンパク質が私は禁止されているのだろう、ということでした。タンパク質を摂らなければ、免疫や内臓だって弱っていく一方です。

秋野　たしかに慢性腎臓病（ＣＫＤ）のステージ（病期）に応じてタンパク質の摂取量に制限がかかります。慢性腎臓病の初期の段階では、自覚症状がほとんどありません。しかしながら、体に必要なタンパク質は摂取しなくてはなりません**（表１）**。

屋比久　そこで思い切って、「摂ってはいけない」といわれていたタンパク質を摂り始めたのです。とはいえ、当時の沖縄では、お肉やお魚はまだ自由に手に入る時代ではありませんでした。唯一のタンパク源になったのは卵でした。私は胃がただれてごはんものどに通らないような状態でしたが、柔らかく似たおじやにヨモギを入れ、そこに卵を１つ落として、少しずつ食べました。また、沖縄の乾燥百草で、お腹にお灸もしました。同時に、それまで飲んでいたたくさんの薬を全部捨ててしまったのです。抗生剤や薬が増えるほど、体がつらくなっていたからです。それはたぶん、全身の痛みといっこうに回復の兆しの見えない病気に対する強烈な恐怖感からパニック状態になり、それが薬を絶った原因だと思うのです。今振り返りますと、ずいぶん無謀なことをしてしまったと鳥肌が立ちます。

こうして毎日卵入りのおじやを食べ、お腹を温めるうちに、徐々に血尿が出なくなり、むくみも取れて、体力がついてきました。時間はかかりましたが、ようやくふつうの生活が送れる程度に体が回復したのです。この体験で私は、いかに卵が体によいか、いかにタンパク質が体に必要かを身をもって知ったのです。

表1　慢性腎臓病（CKD）患者に対するタンパク質、食塩、カリウムの摂取量の基準

ステージ（eGFR）	腎臓の働きの程度	タンパク質（g/kgBW/日）	食塩（g/日）	カリウム（mg/日）
ステージ1（eGFR≧90）	正常または高値	過剰な摂取をしない	3以上6未満	制限なし
ステージ2（eGFR60〜89）	正常または軽度低下			
ステージ3a（eGFR45〜59）	軽度〜中程度低下	0.8〜1.0		
ステージ3b（eGFR30〜44）	中程度〜高度低下	0.6〜0.8		2000以下
ステージ4（eGFR15〜29）	高度低下			1500以下
ステージ5（eGFR<15）	末期腎不全			

※男性eGFR（mℓ/min/1.73㎡）＝194×[年齢]-0.287×[CRE]-1.094、女性eGFR（mℓ/min/1.73㎡）＝男性eGFR×0.739

出典：『やさしい腎代替療法』中元秀友、秋野公造（西村書店刊）より引用

秋野　卵のおかげで、体にとって真に必要な量のタンパク質を摂取できたということですね。それは大変なご経験でしたね。後から詳細な説明をお願いしたいと思いますが、海外ではクワシオルコルといってタンパク質の欠乏状態が見られていますが、一方でタンパク質の過剰症は報告されていません。しかし、慢性腎臓病に対しては、腎臓に負担をかけないように、タンパク質の摂取が過剰にならないように栄養指導が行われるのですが、その意義が正確に周知されていないように思います。

屋比久　後から振り返って思ったのですが、私の病気は栄養不足が招いたものなので、なかでもタンパク質が圧倒的に

不足していたと思います。タンパク質がなければ、弱った腎臓も元気になりません。免疫学の研究でノーベル生理学・医学賞を受賞されたオーストラリアのフランク・マクファーレン・バーネット博士は、こんな言葉を残されていますね。「人間はタンパク質の塊であり、酵素こそ人間の寿命を決定するものだ」と。タンパク質なしに、人体のことは語れないと思います。

体の3分の2はタンパク質でできている

秋野　私たちの体のあらゆるところにタンパク質は存在します。文献にはいろいろな数字が出ていますが、人体組織を構成している成分のうち、約60％が水分で、15～20％がタンパク質、13～20％が脂質、ミネラルは5％、糖質は1％くらいではないでしょうか。水分を除くと、タンパク質は組織の半分から約3分の2を占めます。

屋比久　タンパク質の主な働きは2つあります。一つは今、秋野先生がおっしゃった、構造担当物質としての役割。皮膚、内臓、血液、血管、筋肉、骨など、体を構成している主要成分はタンパク質です。もう一つは、代謝担当物質としてのタンパク質。これは酵素ですね。DNAにはタンパク質の構造（アミノ酸の配列）が暗号化して描かれていて、DN

Aが最初に解読されてつくられるのが酵素タンパクですね。

秋野 遺伝子情報に基づいて体をつくる「構造タンパク質」と、酵素に代表される「機能タンパク質」を合成して、あらゆる形質の発現をコントロールしています。機能タンパク質には酵素だけでなく、物質を運搬する「輸送タンパク質」、筋肉を動かす「収縮タンパク質」、ホルモンなども含まれます。そして、消化・吸収して最小単位となった物質をエネルギーを使って体内で必要な物質につくり替える働きを「同化」といい、「同化」した物質をエネルギーを放出して、より簡単な物質に分解することを「異化」ということについても第1章でお話ししました。「同化」にはATPのエネルギーが用いられ、「異化」によりエネルギーが放出されることを思い出してください**（46ページ図3参照）**。また、タンパク質のことを、英語では「プロテイン（Protein）」といいます。これはギリシャ語の「プロティオス（proteios）」という言葉からきたもので、プロティオスとは、「第一物質」とか「いちばん大切なもの」という意味で、タンパク質が生命活動の主体であることを表現したものと思います。古代より人体にとってタンパク質は最も大事なもの、最優先されるべき物質と考えられていました。

屋比久 三大栄養素のなかでも、タンパク質が脂質や糖質と違うのは、窒素（N）を含み、より複雑な構造をしていることですね。

秋野　そうです。脂質と糖質は炭素（C）、水素（H）、酸素（O）から構成されていますが、タンパク質は窒素（N）が加わります。IAEA（国際原子力機関）のデータによると、人体を構成する有機物の重量比は、酸素が61%、炭素が23%、水素が10%、窒素が2・6%、そのほかリンやイオウがわずかにあります。タンパク質は窒素の貴重な供給源なんですね。

屋比久　細胞膜やDNAに窒素が大量に含まれているのは、大気の組成の窒素循環と特徴がよく似ていますね。もし大気中に窒素がなかったら、生命は誕生できなかったかもしれません。

秋野　しかし、大気中の窒素を私たちは取り込むことはできません。窒素分子の結合は強くて、簡単には切れないからです。それを切断して、私たちの体内に取り込める化合物に変えてくれるのが微生物です。マメ科植物の根粒菌やヤマノイモ科植物の葉粒菌などの微生物は、それぞれの宿主と共同して空気中の窒素を固定して、自らのタンパク質として合成します。さらに微生物の役割は動植物の死体や排泄物を分解してアンモニア（NH_3）を生成するのですが、アンモニアは有害ですから、土壌内の亜硝酸菌が亜硝酸塩（NO_2^-）に、さらに硝酸菌が亜硝酸塩を硝酸塩に変換させて、次に植物が土壌から硝酸塩を吸い上げて窒素を吸収します。それが植物の中でタンパク質の材料になり、動物は植物を食べて、あるいは植物を食べた動物を食べて、自分のタンパク質をタンパク源にしているのです。

屋比久　動物は死を迎えると、最後は微生物によって分解されて、窒素分子は土に還り、それをまた植物が吸収するという、壮大な自然のサイクルがあるのですね。私たちの生命は地球からのいただきもの。そんな思いを強くします。

秋野　なお、根粒菌や葉粒菌がヒトの腸内細菌に含まれていれば、宿主にタンパク質を供給するのかという関心ある調査も私の先輩である長崎大学の山本太郎教授のもとで行われています。

必須アミノ酸を意識してタンパク質を摂る

秋野　しかし、動物の肉や植物を摂取しても、それぞれのタンパク質が人体にそのまま置き換わるわけではありません。まず、タンパク質の基本単位は「アミノ酸」であり、アミノ酸が多数結合したものをタンパク質といいます。ここで、アミノ酸の化学構造を**図8（72ページ）**で示しましょう。炭素を基本としてアミノ基（$-NH_2$）、カルボキシル基（-COOH）、水素（H）と残基（Rとします）が結合しています。まず、タンパク質は消化を受けて、**図8**のようなアミノ酸に分解されてから体内に吸収されていきます。

屋比久　そうですね。ペプチドはアミノ酸が2つ以上結合したもので、2～10個結合した

図8　アミノ酸の化学構造

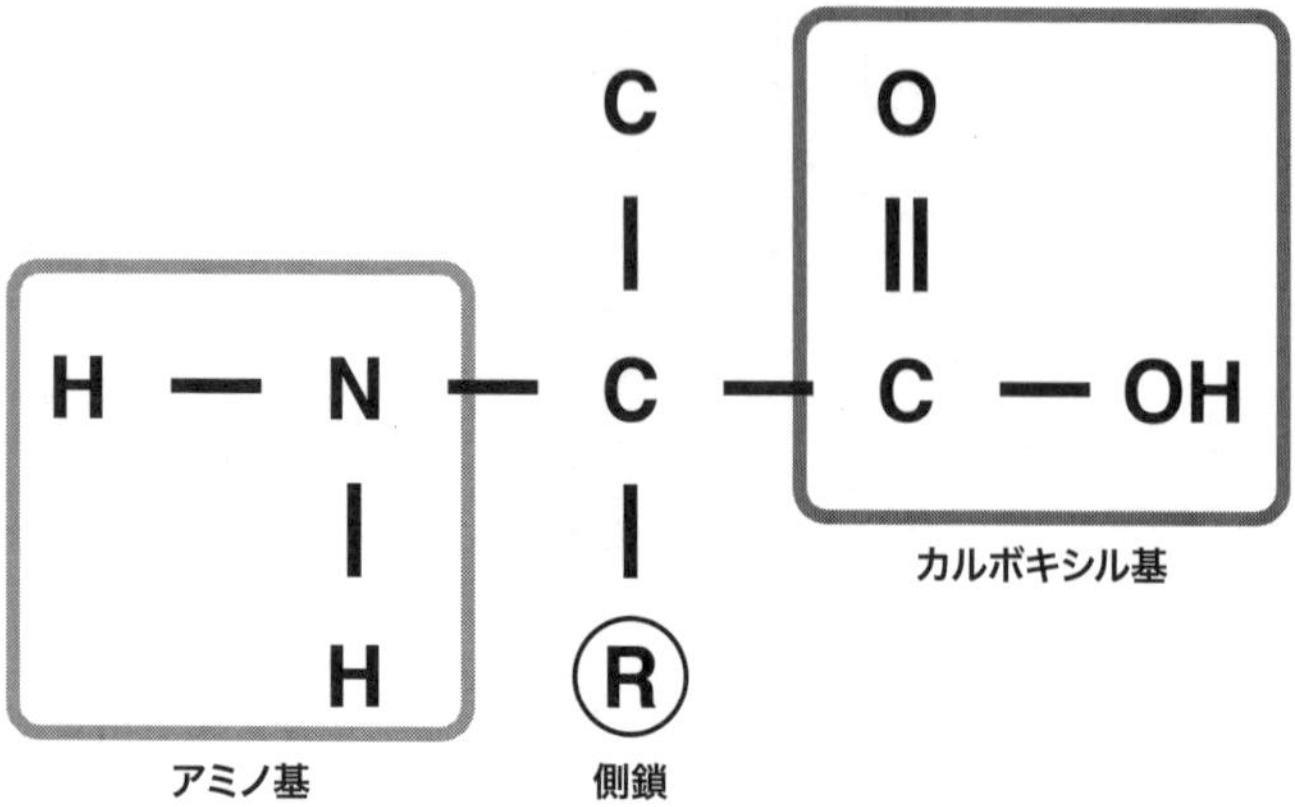

ものが「オリゴペプチド」、10個以上結合すると「ポリペプチド」になります。「オリゴ」は少ない、「ポリ」はたくさんという意味で、100個以上つながったポリペプチドが「タンパク質」ですね。

食べ物から摂ったタンパク質は、口の中でよく咀嚼された後、胃液が分泌するペプシンで胃の中でタンパク質のペプチド結合（「ペプチド結合」とはアミド結合のうちアミノ酸どうしが脱水縮合して形成される結合のこと）を切って十二指腸に出ていき、その粘膜から2種のホルモンが分泌されて血中に入り、この血液が膵臓に流れて膵液が分泌されます。この中にトリプシノーゲン（トリプシンの前駆物質）が含まれており、トリプシノーゲンが十二指腸に流れ込

図9　ペプチド結合

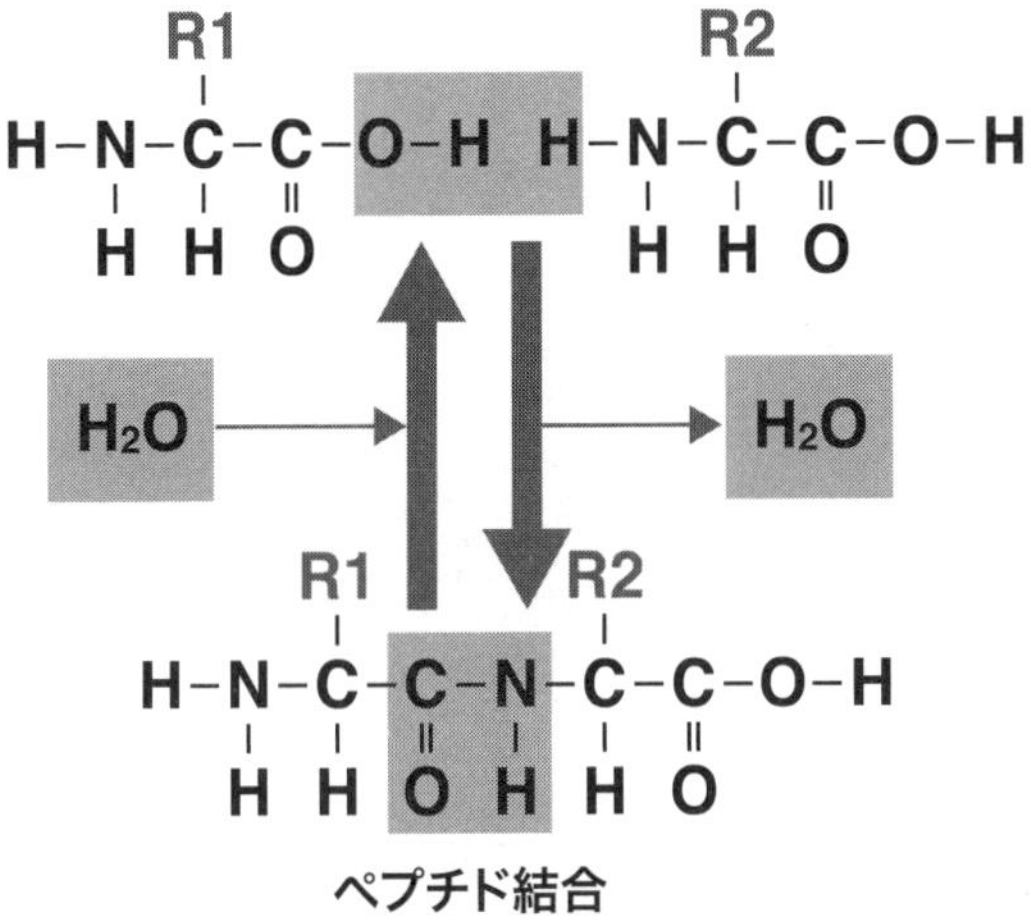

むと小腸に達し、小腸壁から分泌される諸々の酵素の働きで鎖が切れてトリプシンに変わり、これらすべてをアミノ酸にまで分解されて小腸から吸収されますね。

秋野　はい。ペプチド結合も**図9**に示しておきましょう。一方のアミノ酸のアミノ基ともう一方のカルボキシル基との間で（H_2O）が取れて結合します。これを「脱水縮合」といい、逆に水を加えてペプチド結合が切断されることを「加水分解」といいます。胃酸がタンパク質を変性させて、タンパク質をひものような状態にしてしまい、胃のペプシン、次に膵臓から十二指腸に分泌されるトリプシンとキモトリプシンが、それぞれの異なるペプチド結合を切断して、最後に小腸でアミノ酸にまでバラバラにされ、小腸の襞《ひだ》にある絨毛（絨突起）で吸収されてから、毛細血管に運ばれていきます。小腸においては襞や絨毛で表面積を拡げて栄養を吸収していますが、ここには体を守る役割もあります。

消化の意義は、食べたものをそれぞれ最小の単位まで分解することですが、食事とともに侵入した有害な微生物を死滅させます。さらに食物は本来異物です。食物を異物とみなして攻撃しないよう食物性抗原を消化酵素で不活化するのですが、一部が抗原性を失うことなく生体内に吸収されたとしても、口から摂取し、消化・吸収された食物抗原に対しては過剰な免疫応答を起こさない免疫寛容機構も働いています。このように消化管には必要な栄養素だけを吸収するための優れたシステムが備わっています。

屋比久　アミノ酸は、自然界には５００種類あるといわれています。そのうち人体のタンパク質を構成しているアミノ酸は、わずか20種類だけです。この20種類のアミノ酸から、10万種以上のタンパク質をつくるのですから、すごいことですね。

秋野　はい、タンパク質は小さなものでも50のアミノ酸から構成されていることを考えると、それぞれ20種類の組み合わせで整列させても相当な数のタンパク質になります。なお、自然界には約１００億種類のタンパク質があるとされます。主に20種類のアミノ酸のなかには、生存には必要なのですが、体内で合成できない必須アミノ酸があります。それは口イシン、イソロイシン、リジン、メチオニン、フェニルアラニン、スレオニン、トリプトファン、バリンの8種類ですが、赤ちゃんはヒスチジンをつくる酵素をもっていないので、ヒトの小児期において必須アミノ酸はヒスチジンを加えて9種類ということになります。

屋比久　「必須」というのは、体に絶対に必要なもの、ということですね。これは体内でつくれませんから、食品から摂らなければなりません。一方、体内で合成できるアミノ酸は「可欠アミノ酸」といい、文字どおり欠けてもよいアミノ酸ということで、自前で合成できます。たとえば、可欠アミノ酸のグルタミン酸は、リジンやアスパラギン酸があれば合成できます。リジンは必須アミノ酸、アスパラギン酸は可欠アミノ酸ですね。この代謝は可欠アミノ酸どうしでは可逆的で、逆方向にも反応します。つまりグルタミン酸から合成されたアスパラギン酸は、逆方向のグルタミン酸にも変化しますが、リジンには変化しません。

秋野　ヒトの体内には、リジンをはじめ必須アミノ酸を合成する酵素が存在しないという意味です。

屋比久　そうです。ですから、私たちがタンパク質を摂るときは、必ず必須アミノ酸を意識しなければならないということですね。そのためには、必須アミノ酸がバランスよく入っている良質のタンパク質を摂る必要があります。

まず、アミノ酸は脂肪族アミノ酸と芳香族アミノ酸、異環アミノ酸の3つに分けられます。必須アミノ酸がそれぞれどれに分類されるかというと、脂肪族アミノ酸の一つである含硫アミノ酸は硫黄（S）を含んでおり、メチオニンとシステインがあたります。芳香族アミノ酸とはベンゼン環をもっており、フェニルアラニンとチロシンがあたります。そのほか異環アミノ酸はベンゼン環以外の環状構造をもち、トリプトファンがあたります。脂肪酸アミノ酸は含硫アミノ酸以外に中性アミノ酸としてロイシンとイソロイシンとバリンが、酸性アミノ酸は含まれず、塩基性アミノ酸としてリシンがあたります。

それぞれのアミノ酸からエネルギーを産生する仕組み

秋野　第1章の**図6（55ページ）**でグルコースからエネルギーを産生する仕組みを説明しました。次はアミノ酸からエネルギーを産生する仕組みについてご説明します。**図6**をご覧ください。まず、Ⅰではタンパク質からアミノ酸に消化されたのちにエネルギー産生に入ります。Ⅱでは糖新生によりアミノ酸からグルコースをつくることができることは説明しました。次にⅢのＴＣＡサイクルの中に、どのアミノ酸がどこから入って、エネルギー産生に利用されているかをご確認ください。

図10　アミノ酸分解とTCAサイクル

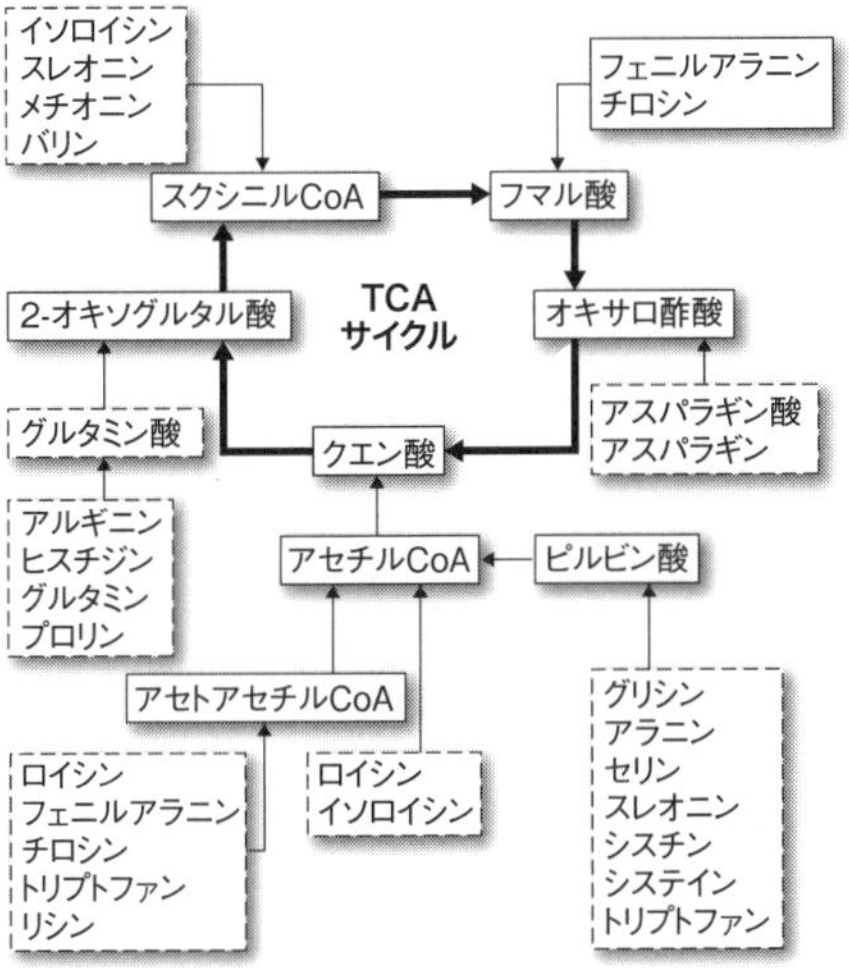

出典:『医学生化学』松田源治他（講談社刊）より引用

そのうえで**図10**をご覧いただくと、ピルビン酸からアセチルＣｏＡとなってＴＣＡサイクルに入るアミノ酸はグリシン、アラニン、セリン、スレオニン、シスチン、システイン、トリプトファンの７種類です。ピルビン酸を経ないでアセトアセチルＣｏＡを介してアセチルＣｏＡとなってＴＣＡサイクルに入るアミノ酸は、ロイシン、フェニルアラニン、チロシン、トリプトファン、リシンの５種類、アセトアセチルＣｏＡを通さないものがロイシン、イソロイシンです。次に、オキサロ酢酸となってＴＣＡサイクルに入るアミノ酸は、アスパラギン酸とアスパラギンの２種類です。フマル酸に入るアミノ酸はチロシンとフェニルアラニンの２種類、スクシニルＣｏＡに入るアミノ酸はイソロイシン、スレオニン、メチオニン、バリンの４種類です。

このようにアミノ酸ごとに役割が異なります。ＴＣＡサイクルから電子伝達系への流れは同じです。アミノ酸ごとにタンパク質を合成して体を構成したり、エネルギーを産生したり、なかには糖新生をしたりする役割があります。

屋比久　そこで、どのようにタンパク質を摂取するかが重要になってくるのですね。

体タンパクに近いタンパク質ほど良質

秋野　その指標となるのが、「プロテインスコア」や「アミノ酸スコア」ですね。

屋比久　そうです。タンパク質が良質かどうかを見分けるには、その食品に含まれている必須アミノ酸の比が、どれだけ人間の体をつくっている体タンパクの比に近いかどうかがポイントになります。人間のタンパク質に近い構造をもっているタンパク質ほど、分解や合成がスムーズに行われ、過不足なく体内で活用できますから。

それを計る目安になるのが、プロテインスコアです。これは昭和30（１９５５）年に国際連合食糧農業機関（ＦＡＯ）が提唱したもので、食品タンパク質中の窒素１ｇあたりに占める必須アミノ酸量を、ＦＡＯが定めた基準（比較タンパク質）と比較したものです。１００が最高点で、１００に近いほど良質なタンパク質ということになります。現在、プロテインスコアが１００の食品は、卵とシジミしかありません。大豆は「畑の肉」と呼ばれていますが、プロテインスコアは56しかないんですよ。

秋野　数値はいろいろあるのでしょうか。最近はプロテインスコアではなく、「アミノ酸スコア」が使われていますね。

屋比久　これは１９７０年代に、ＦＡＯとＷＨＯ（世界保健機関）が共同で提唱したものです。こちらのほうが基準が低くて、１００のものは卵やシジミのほか、牛乳、鳥のむね肉、豚のロース肉、アジ、サケなどがあります。でも、どちらのスコアでも卵は１００ですから、理想的なタンパク質であることは間違いありません。

秋野　アミノ酸スコアは食品中の必須アミノ酸の含有比率を評価するもので、屋比久先生はよく桶の図を使って説明されていますね（**図11**）。

屋比久　そうですね。桶は8枚の必須アミノ酸（イソロイシン、ロイシン、リジン、含硫アミノ酸、芳香族アミノ酸、スレオニン、トリプトファン、バリン）の板でできています。

秋野　アミノ酸の桶の図については、9種類の必須アミノ酸にシステインとチロシンを加えた11種類のアミノ酸を対象とした桶となっています。

図11　卵とタンパク質のアミノ酸スコアの桶の比較

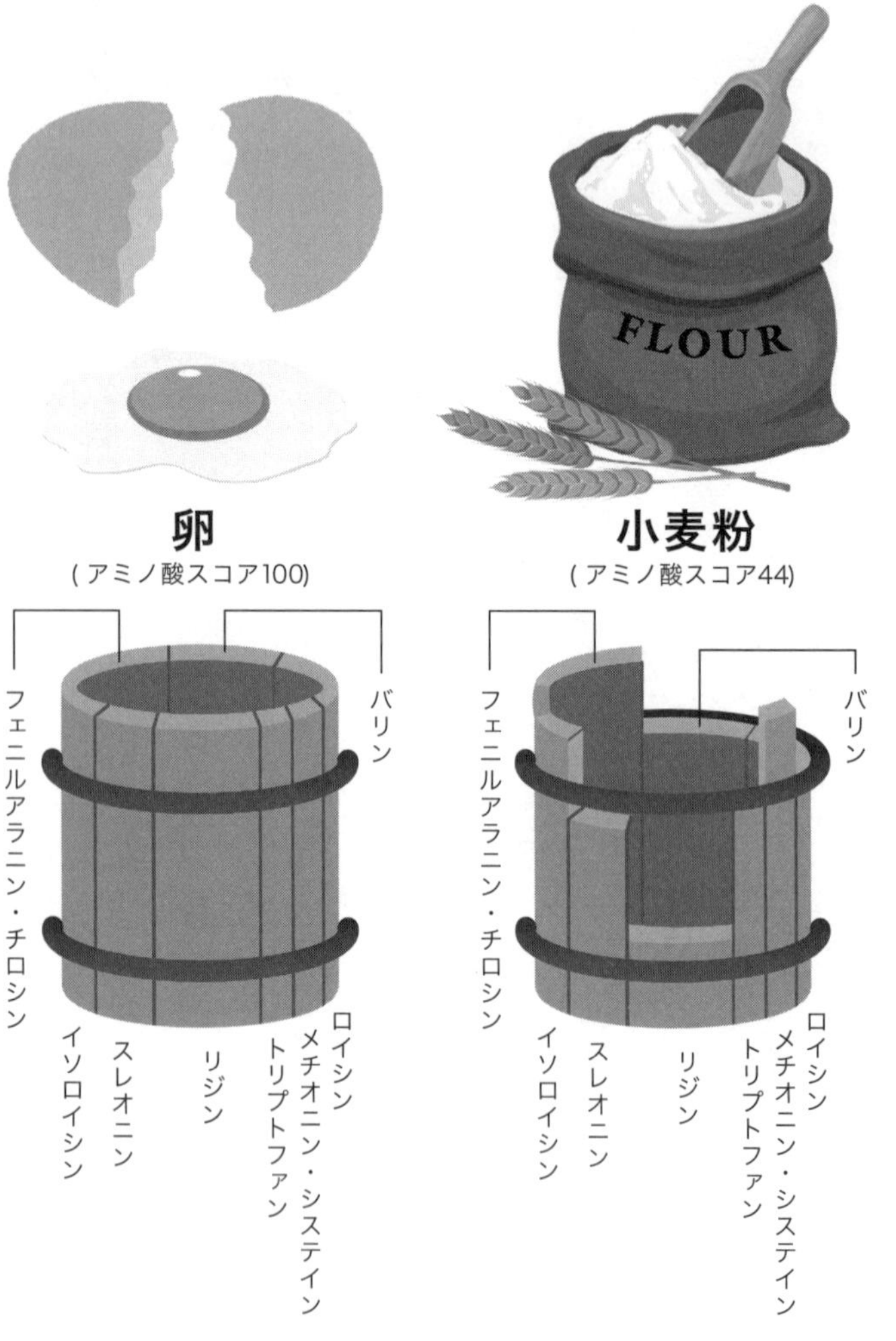

屋比久　プロテインスコアが100の食品なら、水を入れると桶はいっぱいになりますが、一つでもスコアの低いアミノ酸があると、そのいちばん低いところまでしか水が溜まりません。ほかのアミノ酸がいくら高くても、一つだけ低いものがあったら、そのラインまでしかタンパク質をつくれないのです。

秋野　だからこそ、食品の組み合わせが重要となります。なお、アミノ酸スコアは「窒素1gあたり」の数値ですから、必須アミノ酸の含有比率を示しているだけですので、アミノ酸スコアは高くとも、そもそも摂取するタンパク質の量が十分でないと、必須アミノ酸の摂取は不足しているということに留意してください。プロテインスコアやアミノ酸スコアをよく理解して食品を選ぶ必要があります。なお、WHOとFAOはアミノ酸スコアに消化吸収率を掛け合わせて「タンパク質消化吸収率補正アミノ酸スコア（PDCAAS）」を推奨しています。

すべてのアミノ酸をプールしておくことが大事

秋野　ここからは、アミノ酸がどのように利用されるかということについてお話ししていきましょう。タンパク質が消化され分解された後のアミノ酸は、門脈という大きな血管を通って肝臓に入り、肝タンパク質や血清タンパク質を合成します。アミノ酸を最も利用しているのは肝臓です。一部のアミノ酸はそのまま血液中に送り出されて、全身をめぐり、体の至るところの細胞で利用されます。ＤＮＡをもつ細胞のなかではｍＲＮＡが翻訳されて、ｔＲＮＡが肝臓を通過したアミノ酸を運んで、リボソームでそれらを結合させてタンパク質を合成することは第1章でもお話ししました **(48ページ図4参照)**。

屋比久　体重が70kgの男性なら体タンパクは10～11kgあるそうですが、そのうち２５０～３００gの体タンパクが毎日入れ替わっているそうです。その材料がアミノ酸プールに溜められているのですね。

秋野　数字はいろいろあるのでしょうか。私が学生時代に習ったのは、ヒトの場合一日に１kgあたり1・2gが入れ替わるとのことでした。アミノ酸は、肝臓や筋肉をはじめとする組織内に存在していますが、大事なことは、20種類のアミノ酸のなかでも必須アミノ酸を日頃から摂取しておくということです。そうすれば、体内のどんな変化や需要に対しても対応できます。

屋比久　トランプのカードは、1枚でも欠けるとトランプ遊びができなくなってしまって、トランプの価値がなくなってしまいます。それと同じように、アミノ酸も1つでも欠けてしまうと、タンパク質としての価値がなくなってしまいます。私たちの体は、新しいアミノ酸が供給されたときに、それを使って必ず体タンパクを合成します。そのとき、不足のアミノ酸があったら、すでにある体タンパクを壊して、それを使うことになります。ですから、プロテインスコアが100に満たない、スコアの低いタンパク質ほど体タンパクの分解が促進されることになります。

秋野　おっしゃるとおりで、必須アミノ酸が不足すると、組織タンパク質を分解してそれらを得ようとするわけですから、同時に分解される必要がなかったアミノ酸も一緒に分解されることになり、窒素平衡は負に崩れてしまいます。だからこそ食品を組み合わせて摂取することが重要になってきます。一例だけご紹介しますが、沖縄豆腐は『日本食品標準成分表』上も木綿豆腐とは区別されていて、タンパク質の含有量が高く、大豆や豆腐自体のアミノ酸スコアは100です。あえていうなら、必須アミノ酸のメチオニンが少ないのですが、沖縄では含硫アミノ酸を多く含む海藻類をよく食べますので、こういう形で補っているのでしょう。さらに、アミノ酸はアミノ基があると酸化的分解されにくく、エネルギー合成のためにはアミノ基を外します。アミノ酸が脱アミノ化してアミノ基が外れると、取れたアミノ基がアンモニアとなります（**図12**）。

なお、アンモニアは毒ですから、肝臓で分解されて、タンパク質の最終代謝産物である尿素が合成されると、腎臓でろ過されて、尿から排泄されていきます。このように、タン

図12　グルタミン酸の酸化的脱アミノ反応

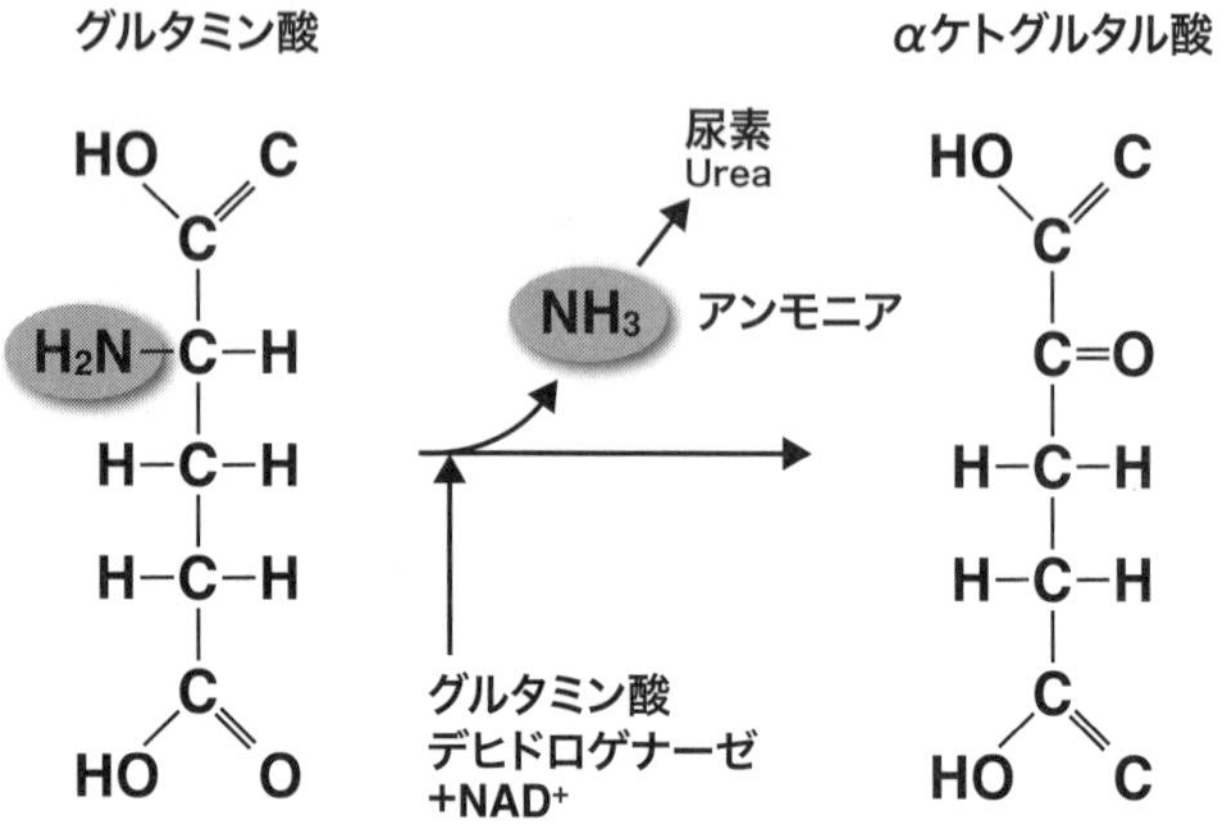

RavenらBiologyより引用

パク質は、その機能を十分に発揮するために常に新しい状態を維持しようと、合成と分解を続けていて、見かけ上は変わらない「動的平衡」を維持するために常にタンパク質を摂り続ける必要があるのです。見かけは変化していないように見えても、中身は常に変化しているのです。

屋比久　それが「生きている」ということなのでしょうね。今の先生のお話では、余剰のアミノ酸が増えれば増えるほど、尿素がつくられて腎臓の負担が大きくなるということですね。摂取するタンパク質の良質度が落ちると、つまりプロテインスコアが低いと、体タンパクの代謝回転が早くなって余剰のアミノ酸を生みます。ですから、質の悪いタンパク質の摂りすぎは、腎機能の低下を招くことになりますね。

秋野　厚生労働省の食事摂取基準においては、タンパク質の耐容上限量は設定されていません。あくまで腎疾患がない方にとって、タンパク質の過剰摂取により生じる健康障害として根拠となるものはないということです。しかし、慢性腎臓病患者さんこそ、良質のタンパク質を選んでいただく必要があるでしょう。

さまざまな顔をもつアミノ酸

屋比久　私たちが生きている中で体タンパクは常に分解され、それと同時にタンパク質は毎日つくられています。これが、分子栄養学で考えるタンパク質の異化と同化（第1章参照）です。異化によって分解されたアミノ酸は新しく合成される体タンパクの材料になり、再び結合して、ペプチドになったり、ポリペプチドになります。タンパク質とひと言でいっても、アミノ酸1分子で働くものもあれば、ペプチドとなって働くもの、さらにポリペプチドの形で働くものもあります。たとえばペプチドのなかには、ホルモンとして働くものもありますね。

秋野　ホルモンという言葉が出てきました。ホルモンとはある特定の器官で合成され、主に血液を介して、別の器官の細胞で効果を現す生理活性物質をいいます。自分専用の受容体としか結合しません。ホルモンにはアミノ酸からできる「ペプチドホルモン」、第3章でお話ししますがコレステロールからできる「ステロイドホルモン」、アミノ酸からカルボキシル基が取れてアミノ基だけになった「アミン」があります。ペプチドホルモンは、水溶性で細胞内に入れませんので、細胞膜にある受容体を介して細胞外から情報を提供します。コレステロールからできるステロイドホルモンは脂溶性ですから細胞内に入ることができます。なお、ペプチドホルモンの代表例としては成長ホルモンやインスリンがあります。

屋比久　そうです。いちばんよく知られているホルモンは、インスリンでしょう。インスリンは膵臓にあるランゲルハンス島のβ細胞から分泌されるホルモンで、血糖を調節する働きがあります。これはアミノ酸が51個つながったペプチドホルモンです。秋野先生がおっしゃった成長ホルモンは、191個のアミノ酸がつながった大きなホルモンですね。また、副腎皮質から分泌される副腎皮質刺激ホルモンはアミノ酸が39個つながったもので、ステロイドの分泌に関与しています。それ以外にも、多幸感をもたらすエンドルフィンや、鎮痛作用のあるエンケファリンといった脳内物質も、アミノ酸が結合したペプチドホルモンです。アミノ酸は、結合した数や順番によってまったく違うものになりますから、タンパク質は奥が深いですね。

図13　酵素の構造

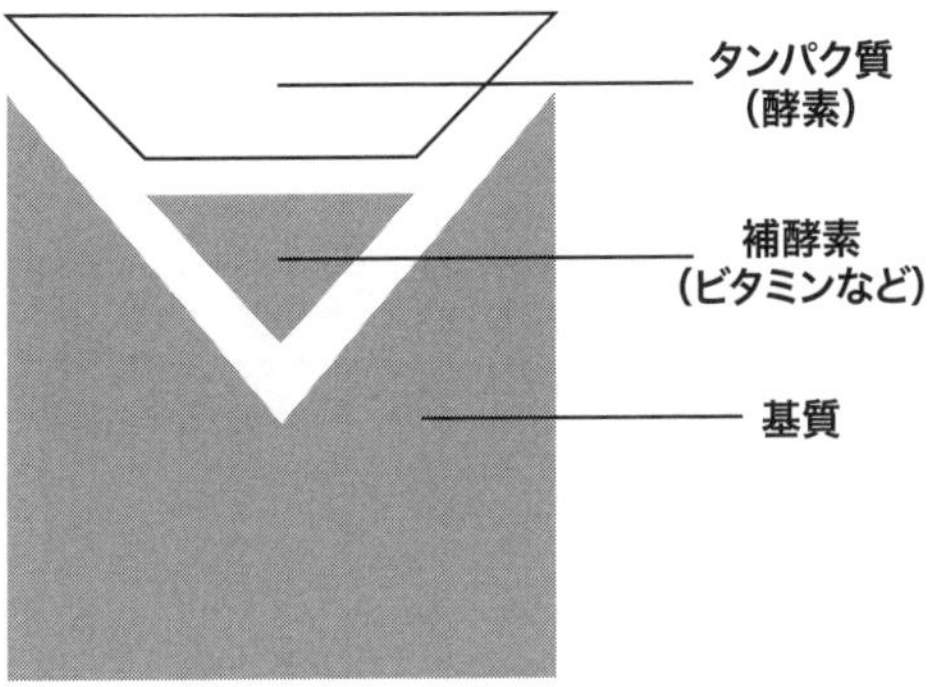

秋野　食事をすることで血中のアミノ酸やインスリンをはじめ、体内で増加する栄養素やホルモンにより、骨格筋のタンパク質合成が増加し、タンパク質分解は減少します。さて、糖尿病の患者さんにインスリンを投与する場合、内服ではなく注射で投与する理由は、ペプチドやタンパク質は酸や熱を加えると変性してしまうからです。この場合は消化管で「変性」ではなく、バラバラに「分解」されてしまうのです。

屋比久　一方、タンパク質の最も重要な役目をしている酵素は、「複合タンパク」の形をしていますね。酵素は、タンパクの部分と非タンパクの部分からできた高分子の物質で、タンパクの部分が主酵素、非タンパクの部分が補酵素です。主酵素の設計図はＤＮＡの中に収まっていますが、補酵素はおもにビタミンやミネラルですから、食品から摂取しなければなりません。そういう意味でも、タンパク質とタンパク質の働きを助けてくれるアシスタント役のビタミン、ミネラルが必要ですね（**図13**）。

秋野　はい、あくまで酵素はタンパク質でできていますので、タンパク質の性質をもちつつも、それらが機能するときは、低分子の有機化合物を必要とすることがあり、それが補酵素と呼ばれ、その多くが水溶性のビタミンなどから合成されています。これらのビタミンも体内で合成されず、ほとんど蓄えることもできませんから、摂取し続けなくてはなりません。そのことは第5章でお話ししましょう。なお、補酵素と酵素が結合して酵素の活性部位が完成すると、酵素が化学反応を起こすことができるようになります。

良質のタンパク質なら体重の1000分の1が必要

秋野　日本人の食事摂取基準（２０１５年）によると、18歳以上の男性にとってタンパク質の推定必要平均量は50ｇ、推奨量は60ｇで、女性の推定必要平均量は40ｇ、推奨量は50ｇです。屋比久先生も、タンパク質の一日の摂取量は、体重の１０００分の１が必要だとおっしゃっていますね。

屋比久　はい。このことは分子栄養学では常識になりましたし、前述した三石先生もそうおっしゃっています。WHOもそう発表してますね。体重が60kgの人なら60g、70kgの人なら70g。わかりやすいですよね。でも、これはプロテインスコアが100の食品の場合です。プロテインスコアが80とか70、あるいはもっと低ければ、もっとたくさんのタンパク質食品を摂らなければなりません。たとえば、プロテインスコアが51の豆腐で必要なタンパク質をまかなおうとすると、体重60kgの人なら60gの2倍のタンパク質が必要です。でも、豆腐を毎日120gも食べるのは、なかなか大変ですよね。

秋野　それは食品の組み合わせで対応できるでしょう。なお、日本人の食事摂取基準（2015年）によると、70歳以上の方についてタンパク質の推定平均必要量は一日当たり0・85g／kgであり、成人については0・72g／kgを基に算出されています。推奨量算定係数は1・25ですから、タンパク質推奨量は成人が0・9g／kg、70歳以上が1・06g／kgとなっています。

屋比久　おっしゃるとおりです。そういう食事指導も大事です。ただ、気をつけていただきたいのは、体重の1000分の1というのは、あくまで健康な人にとって必要な、最低限のタンパク質の量です。「タンパク質を摂りすぎている人は一人もいない」とおっしゃったのは、女子栄養大学の副学長を務められた香川靖雄先生です。

米国人は日本人の2倍も3倍もお肉を食べます。それでも、タンパク質を摂りすぎてはいないのです。お肉をあまり食べない日本人は、摂りすぎていないどころか、ほとんど不足しているといってもいいでしょう。とくに、病気の人、体調の悪い人、免疫力が低下している人たちは良質のタンパク質が必要です。

高齢者はもっとタンパク質が必要

秋野　高齢者が老化に伴う種々の機能低下により、虚弱で要介護状態に陥りやすい状態を指す「フレイリティー」が問題となっています。フレイリティーの原因の一つに加齢に伴う筋力の減少または筋肉量の減少を意味する「サルコペニア」が存在します。

屋比久　高齢者もそうですが、とくにがんや関節リウマチのような慢性炎症を患っている方は、タンパク質の異化（分解）が早いので、たくさんのタンパク質が必要ですが、そういう方は胃腸も弱っているので、いいと思っても、そんなにたくさん食べられないのです。

秋野　炎症性サイトカインや、酸化ストレスなどの刺激により筋肉でもさまざまなタンパク質分解酵素を介して筋肉の分解が起こります。このとき分解が合成を上回ると、筋肉は萎縮していくことになります。低栄養が存在すると、サルコペニアにつながり、活力低下、筋力低下、身体機能低下を誘導し、活動量が減少して消費エネルギー量の減少、食欲低下をもたらし、さらに栄養不良状態を促進させるというフレイリティー・サイクルに陥ります。

屋比久　私も体調を崩していたとき、相談した健康セミナーのドクターから「一日60ｇのプロテインを飲んでください」とアドバイスを受けましたが、60ｇのプロテインを飲むと、お腹が張って何も食べられなくなってしまったのです。しかも私は胃がただれていたので、下痢や便秘を繰り返してしまいました。そのような状態でしたから食事ではとても追いつかなかったので、最初、プロテインのサプリメントを摂ったのですが、粉末状のプロテインでも、分解できませんでした。ですから結局、アミノ酸のサプリメントを摂るようにしたのです。

秋野　加齢による消化器系の影響はほかの器官系よりも少ないのですが、生理機能の低下と骨格筋量の減少などで基礎代謝量は低下していきます。一方で、加齢によるさまざまなストレスで栄養素の消費は増加します。これらを組み合わせて考えると、加齢に対する栄養所要量を導き出すのは困難です。日本人の食事摂取基準（２０１５年）でも年を重ねたからといってタンパク質摂取の推奨量は変わっていません。あくまで食事摂取基準の対象は、基本的に「健康な個人または集団」であることを前提として、18歳から29歳と、70歳以上の区分において必要なタンパク質の量は変わらないとされています。これを体重別に考えるなら、70歳以上の方のタンパク質の推定平均必要量は0・85g／kg（体重／日）であり、成人の0・72g／kg（体重／日）よりも高い値を基に算出されていることはもっと周知すべき内容と思います。

あらためて、高齢者には同化抵抗性が存在していますので、アミノ酸が筋肉に供給されても筋肉合成が起こりにくくなっています。だから成人以上にアミノ酸の血中濃度を上げる必要があるのです。なお、筋タンパク質の合成を促すためには、ロイシンをはじめとする必須アミノ酸の一定濃度（閾値《いきち》）が存在するといわれていますので、筋肉量や筋力を維持するためにもタンパク質とともにアミノ酸を補うことは理にかなっていると思います。

コラーゲンの消化・吸収が証明したヌチグスイ（命薬）やクスイムン（薬物）

秋野　ここで、高齢者にとってタンパク質を効率よく摂取する方法の一つとして、沖縄の調理法の特徴の一つである長時間茹でるということを挙げておきたいと思います。茹でることで徹底して脂肪を取り除いたうえで、高齢者にとって柔らかく食べやすくしてタンパク質を効率的に摂取したのでしょう。タンパク質の一つであるコラーゲンは不溶性です。しかし、長時間茹でることでコラーゲンの三重らせん構造が崩れて「ゼラチン」状になり、水に溶けるようになって消化・吸収しやすくなります。

屋比久　コラーゲンについては、食べると肌の調子や関節の調子がよくなるといわれてきました。しかし、旧来の栄養学では、コラーゲンもアミノ酸に分解されて吸収されるだけなので、そんなはずはないと否定されてきました。

秋野　しかし、その後の研究でコラーゲンはアミノ酸に分解されるものもあれば、ペプチドの状態で吸収されるものもあり、なかでもコラーゲンにしか含まれないヒドロキシプロリンというアミノ酸がプロリンやグリシンと結合したペプチドとして吸収されていることがわかりました。

屋比久　これは驚きですね。

秋野　なかでもヒドロキシプロリンとプロリンが結合したプロリルヒドロキシプロリンが傷を治す線維芽細胞を呼び寄せて、コラーゲンやヒアルロン酸が合成されることがわかったのです。

屋比久　やっぱり分子の立場から栄養学を見ないとわからなかったことですね。

秋野　「ヌチ（命）グスイ（薬）」や「クスイムン（薬物）」といった、食材を薬と捉えて薬効を求めた沖縄の医食同源の考え方を科学が証明した一端だと思います。ただし、吸収できたコラーゲンのペプチドから自らの体内のコラーゲンを構成するのではなく、線維芽細胞を呼び寄せる土台となって、線維芽細胞がコラーゲンやヒアルロン酸を合成していることは押さえておきたいと思います。なお、ヒドロキシプロリンとビタミンCの関係は第4章でお話しします。

タンパク質が不足すると死に至ることもある

屋比久　話は変わりますが、今、健康のために玄米菜食を実践している方が大勢いらっしゃいます。でも、人体は多種多様の栄養物質で構成されています。バランスが大事ですし、低タンパク食は自分の体に対する反逆行為で、むしろとても危険なことだと思っています。それは、これまでたくさんの方に温熱療法を行ってきて感じたことでもあります。玄米菜食の方とタンパク質をたくさん摂っている方とでは、同じように温熱療法を行っても、回復の仕方がまったく違うのです。タンパク質を摂っている人たちは回復が早いのに、玄米菜食の人たちは回復が遅いのです。そこで、その人たちにお肉やお魚を食べるようにアドバイスしたら、病気の回復も早くなったのです。

秋野　先ほど議論した慢性炎症以外にも病気やケガをした方は、体に大きな侵襲を抱えており、糖新生や損傷された組織を修復するために通常よりもタンパク質を必要とします。

ストレスも含めて、タンパク質を消費しただけ、多めに摂っていただくことが必要です。なお、タンパク質の摂取が不足して、体内で材料となるアミノ酸が不足した状態が続くと、筋タンパク質を崩壊させて、グルタミンやアラニンといったアミノ酸を動員して、損傷した組織タンパクの材料として利用されます。そもそも栄養不足のせいで筋肉として蓄えたものを代謝に使うことは効率が悪いといえますね。

屋比久 となると、タンパク質の摂取不足が続くと、筋タンパクは分解される一方で補充されなければ、筋肉はどんどん減っていく、ということになりますね。

秋野 手術、重度の外傷や火傷のように体に高度な侵襲が加わると、身体機能が低下します。その理由は、タンパク質の分解が合成よりも亢進するからです。この状況が続くと、骨と筋肉の重量は減少し、生体反応の低下を引き起こします。

屋比久 日本静脈経腸栄養学会のガイドラインには、筋肉量の減少だけでなく、内臓タンパク（アルブミンなど）の減少、免疫機能の低下、創傷治癒の遅延、臓器の障害を起こすことがあると書かれています。さらに脂肪を除いた体重の30％を失うと、タンパク質減少の終末像として窒素死（nitrogen death）に至るという記載があります。ですからどんな場合でも、タンパク質を摂り続けることが重要なのです。

秋野 タンパク質の摂取が不足して筋肉の分解が進むと、生命の危機を招くということですね。

糖新生の観点からタンパク質の役割を考える

秋野　また、血糖値（血中のグルコース濃度）を維持するために食事が果たしている役割は、たかだか約2割にすぎません。後はタンパク質からグルコースをつくる働きに頼っているのです。

屋比久　糖新生のことですね。もう少し詳しく説明していただけますか。

秋野　私たちの体は体内で消化したグルコースから生体エネルギーであるＡＴＰを得ていることを第1章で説明しました。グルコースが不足してＡＴＰを生成できなくなると、脳と赤血球が傷害を受けることになります。とくに赤血球は血液からＡＴＰの補給を常に受けていますので、低血糖を放置すると赤血球が酸素や栄養素を運搬しにくくなり致命的です。そこで、常に血中のグルコース濃度を維持するために、まずは肝臓や筋肉に蓄えたグリコーゲンをブドウ糖に分解して解糖系を止めないようにします。しかしグリコーゲンの量には限りがあります。グリコーゲンが枯渇してグルコースが不足した場合には、アミノ酸からグルコースがつくられますが、肝臓のアミノ酸もなくなると、主に筋肉のアミノ酸を使って肝臓でグルコースをつくり出して血中に放出しているのです。

屋比久　筋肉と肝臓の間で糖新生の循環が起きているのですね。

秋野　正確にいうと、飢餓状態では糖新生を支えるために、グルコース・アラニン回路といって筋肉でピルビン酸からアラニンを合成します。アラニンは血中を流れて肝臓に至り、ピルビン酸に戻されて、ここから糖新生にてグルコースに変換されます。**図6（55ページ）**の糖新生の経路を追いかけてください。アミノ酸からピルビン酸を経てオキサロ酢酸が合成され、ホスホエノールピルビン酸となって、ここから解糖系を逆行してグルコース合成が行われることを確認してください。ピルビン酸から糖新生を行う経路とアセチルCoAを合成してエネルギー産生に働く経路に分かれていることも押さえてください。これらのアミノ酸のうちロイシンとリジンだけが糖新生には用いられず、アセチルCoA産生に働きます。アミノ酸にはそれぞれ役割があるのです。

アルコールは糖新生を抑制する――〆のステーキがほしくなる

秋野　ここで飲酒の後に〆の食事がほしくなる理由を糖新生の観点から説明します。

屋比久　〆のラーメンとか、沖縄では〆のステーキがほしくなる理由ですね。

秋野　肝臓でアルコールすなわちエタノールがアルコールデヒドロゲナーゼ（アルコール脱水素酵素）によりアセトアルデヒドに分解される際に補酵素ＮＡＤ$^+$が必要になります。

屋比久　アセトアルデヒドは神経に有害で二日酔いの主な原因ですね。

秋野　はい。さらにアセトアルデヒドがアルデヒドデヒドロゲナーゼ（アルデヒド脱水素酵素）によりアセト酢酸に分解される際にも補酵素ＮＡＤ$^+$が必要となります。

屋比久　ＮＡＤ$^+$はＴＣＡ回路を回す際に必要な補酵素ですね。糖新生が抑制されて血糖値が下がるのですね。

秋野　そうです。そうして肝臓のグリコーゲンが消費され、その貯蔵量も減少します。一方で、肝細胞のミトコンドリア内では、ＮＡＤ$^+$が不足して糖新生やＴＣＡ回路が抑制されます。アルコールが分解されたアセト酢酸が、肝細胞以外のミトコンドリア内でアセチルＣｏＡに変換されたとしてもＮＡＤ$^+$が不足してＴＣＡ回路が十分に回っていないのです。何よりもアルコール代謝が糖代謝に優先します。とくに糖尿病患者さんは飲酒時には低血糖が起こり得ることに注意してほしいと思います。

高血糖とインスリンについて

図14　インスリンの働き

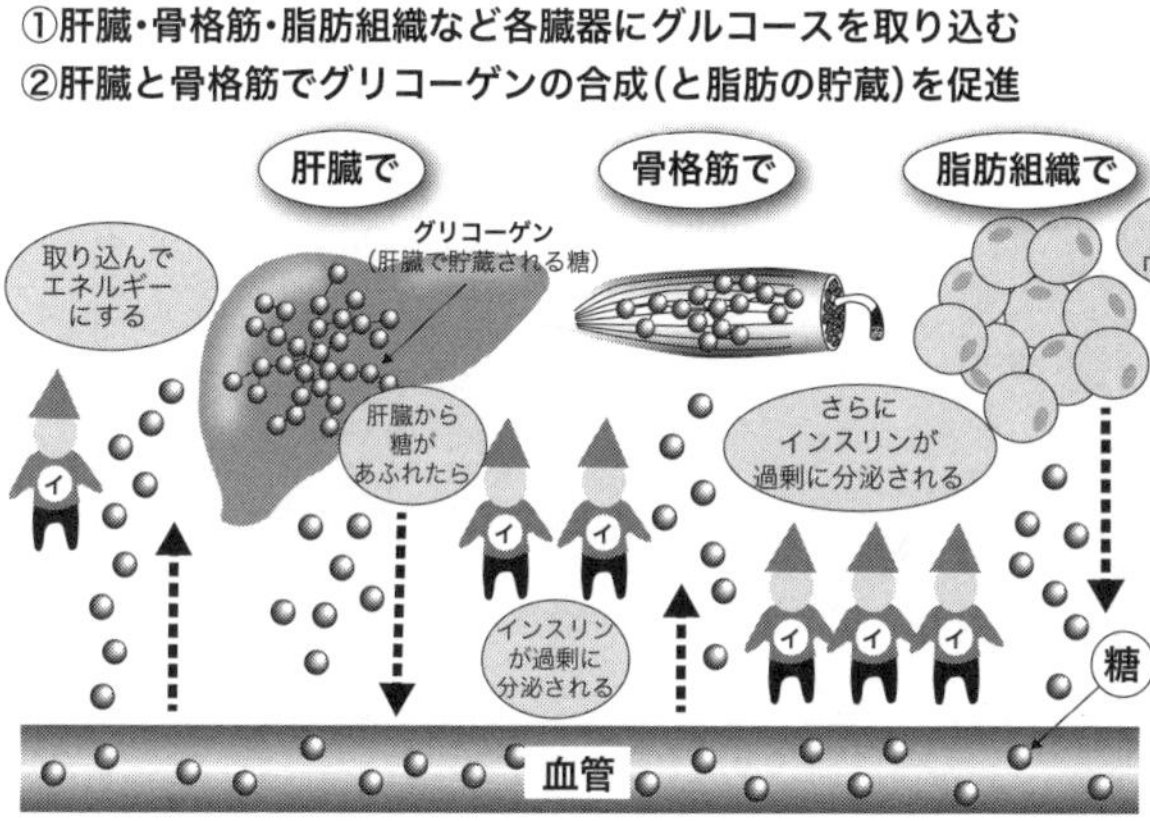

秋野　このように糖新生という体内でグルコースを産生する仕組みが体には備わっています。血糖値の維持について議論しましたので、次は食後に高血糖が続いたときのインスリンの反応について説明を付け加えたいと思います（**図14**）。

食事で血糖値が上昇するとインスリンが分泌され、吸収したグルコースは、まず肝臓に取り込まれ、脳と筋肉にも供給されつつ、肝臓にグリコーゲンとして100g程度まで蓄えることができます。食後の肝臓は高血糖・高インスリン状態となっていて、肝臓からグルコースがあふれたら、インスリンがさらに分泌され、筋肉と脂肪にグルコースを取り込みます。筋肉は、食後などの高血糖のときは、グリコーゲンを250

g程度まで蓄えます。しかし、筋肉を動かさなければ、グルコースは筋肉には入らずに脂肪組織へ向かいます。そして脂肪細胞もいっぱいになると、グルコースはまた血中にあふれ出て、「糖毒性」を起こしてインスリンの作用が低下し、さらにインスリンの分泌を促進させて高インスリン血症が持続するインスリン抵抗性が起きます。なお、肝臓では余剰のグルコースから中性脂肪が合成され、インスリンの作用で脂肪細胞に貯蔵されます。

高糖質の食事が懸念される理由はここにあります。そこで、タンパク質と脂肪から得られるエネルギーはインスリンを必要としませんから、タンパク質も脂質もバランスよく摂取することが重要です。

屋比久　たしかに、穀物が生産できるようになるまでは、人類はタンパク質、脂質中心の食生活でしたからね。当時の人類も含めて、肉食の動物の血糖の維持は、糖新生によるところが大きかったのでしょうね。

タンパク質の摂りすぎに問題はないか

秋野　タンパク質の摂取が不足すると、筋タンパク質が分解されていきます。では一方で、タンパク質を過剰に摂取するだけで、筋肉量は増加するでしょうか。

屋比久　アミノ酸プールを超えた場合ですね。

秋野　グルコースはグリコーゲンとして肝臓や筋肉に、脂質は脂肪組織に貯蔵できます**(図14参照)**。アミノ酸も貯蔵できる量は限られています。そのうえで日本人の標準的な体格の成人なら、摂取したタンパク質が70～100gまでなら、新たな体タンパク質として同化されます。一部のアミノ酸は、アミノ基が外れて、アンモニアが生成されます**(図12参照)**。その意義の一つは、アミノ基を外すことで、酸化されやすくなり、エネルギー合成をしやすくなるからです。アンモニアは生体に有害なので肝臓で尿素に変換されて尿中に排泄されることはお話ししましたね。

屋比久　それ以上摂っても、尿素になって排出されてしまうということですね。でも、私が強調したいのは、成長期の子どもや妊産婦だけでなく、病気の回復期の方は、100g以上のタンパク質を摂っても、体タンパクの合成に使われて、尿の窒素成分が増加することはない、ということです。

秋野　先ほども触れましたが、日本人の食事摂取基準においては、タンパク質の耐容上限量は設定されていません。腎疾患がない方にとって、タンパク質の過剰摂取により生じる健康障害として根拠となるものはないといえます。さらに、屋比久先生のもとを訪ねる方は何らかの不調を抱えておられる方が多いでしょうから、消化・吸収も含めて窒素平衡には個人差があるということも含めて、よく考える必要があるでしょう。また、運動の効果も忘れてはいけません。繰り返しになりますが、慢性腎臓病を患う患者さんはタンパク質制限の意味するところをよく理解して、また高齢者の皆さんには若いときと同じようには筋肉量を維持することができなくなっていますので、サルコペニアを予防するために必要な量のタンパク質を摂取していただきたいと思います。

屋比久　窒素平衡とは、どういうことですか。

秋野　窒素出納ともいいます。食べ物から摂った窒素化合物と、排泄される窒素の量のバランスのことで、窒素を摂り入れる量が排出される量より多ければ、成長や体の補強に使われ、排出量のほうが多くなれば、身体の消耗が予想されると解釈します。成人では一日15gの窒素に相当するタンパク質が消費され、「絶対窒素必要量」と呼ばれます。タンパク質摂取の推奨量の設定は、窒素出納維持量を基に算出しているのですが、これらが、あらゆる高齢者が健康を維持するために必要十分なタンパク質量を規定しているわけではないことに留意してください。屋比久先生がおっしゃる意図もそこにあると思います。あくまで正常な成人は、摂取量と排出量は同量で窒素平衡はゼロと計算します。通常の生活においては窒素の排出量を補うために、必要量は日本人の食事摂取基準（２０１５年）を引用すると、70歳以上の方のタンパク質の推定平均必要量は０・85g／kgであり、成人は０・

72ｇ／kgとされています。

屋比久　その必要量では、全然少ないと私は思います。体内では、一日に0・3ｇが異化、同化の対象になっているわけですから、これは300日で全身のタンパク質の半分が新しくなっているということです。組織ごとで交代の速度は異なりますので一律の数字は挙げられないにしても、タンパク質の摂取はおろそかにできないですね。とくに胃や腸などの消化管の内壁などは1日程度だといわれますからね。

秋野　何度も申し上げますが、体内でアミノ酸が不足すると、筋肉から必要なアミノ酸が動員されて、筋肉の量が減少するだけなのです。

屋比久　体を維持するためには、タンパク質は絶対に必要ですね。大事なことは、アンモニアや未消化物をつくらないようにすることです。そのためには、プロテインスコアのなるべく高いタンパク質を摂ることです。そうすれば、無駄なく、すべてのアミノ酸を活用できます。

卵は完全栄養食。お肉なら体温がヒトに近いものを

秋野　それでは、具体的にどんな食品がよいとお考えですか。

屋比久　プロテインスコア100の食品がベストですね。卵は、物価の優等生といわれるくらい価格が安定していますし、タンパク質以外にもすぐれた栄養素がたくさん入っています。また、シジミもタンパク質の供給源としては申し分ないのですが、内臓にＰＣＢ（ポリ塩化ビフェニル）や重金属が含まれていることがあるといわれますから、注意が必要です。食べるときは、内臓の部分を除いていただくといいですね。

秋野　とはいえ、卵ばかり、シジミばかりといった偏った食事はよくありませんね。

屋比久　お肉を食べるなら、豚肉がおすすめですね。秋野先生もご存じのように、沖縄の食文化は豚肉なのです。

秋野　沖縄では「豚は鳴き声以外は余すことなく食べ尽くす」でしたね。すべての部位を食べるということがいいのでしょうか。

屋比久　豚肉は、アミノ酸スコアで見ると100ですが、プロテインスコアでは90台です。

秋野　良質なタンパク質を含んでいるのですね。部位によって含まれている栄養は異なると思いますが、たとえば豚足はコラーゲンやエラスチンといったタンパク質がきわめて多く含まれています。私たちの体タンパク質のうちコラーゲンの占める割合は約3分の1にも至ります。

屋比久　別の意味で豚肉がよい点もあるんです。それは、豚の体温がヒトの体温に近いことです。ヒトの体温は平均37℃ですが、豚の体温もほぼ同じで38℃なんです。それに対して牛は43℃、鶏は41℃です。深海魚は10℃、近海魚は15℃といわれます。

秋野　体温が大事なのですか。山羊の体温も38～40℃ということですが。

屋比久　そうです。ヒトと同じくらいの体温の動物なら、食べた後、体内で脂肪を分解しやすいのですが、ヒトより体温が高い動物の脂肪は、分解しにくいのです。そうすると脂肪が体内に溜まって、悪さをすることになります。それに、インスリンのアミノ酸結合も、ヒトは51個のアミノ酸が結合しているのに対して、豚は50個。ヒトと1つしか違わないのです。この点でも、豚肉はヒトに近いのです。ですから、人間の体に近い豚肉を食べることは、理にかなっているのではないでしょうか。

食物の栄養だけを吸収する仕組みとその意義

秋野　良質なタンパク質を十分に摂取することと同時に大事なことは、消化・吸収もよくすることですね。

屋比久　そうです。食品から摂ったタンパク質を全部アミノ酸に分解して、体を構成する体タンパクに利用できれば、未分化タンパクやアンモニアがつくられません。そのためには、胃腸を丈夫にして、しっかり消化・吸収することです。

秋野　不規則な生活や暴飲暴食により胸やけ、胃もたれ、お腹の張りなどをお感じになったご経験があるでしょう。消化管が自律神経の支配を受けている以上、ストレスや過労、また運動不足なども消化管の機能に影響を与えます。食べ物が口に入っただけでは栄養を吸収したことにはなりませんし、排泄も消化管の大事な役割です。第2章の前半で消化管と消化酵素の役割について話しましたが、消化液と食べ物がよく混ざることも重要です。口腔内でよく噛んで胃で十分にドロドロにして十二指腸へ送ってこそ、膵液や胆汁の分泌による消化がさらにはかどり、小腸へ運ばれます。主な栄養の吸収が小腸の絨毛で行われる以上、これらの細胞にも栄養を届ける観点は本書の一つのテーマでしょう。さらに、小腸は消化・吸収を通じて異物を体内に取り込みながらも、その上皮と粘膜がバリアとして働いています。消化管は、食べ物と一緒に体内に入った病原体に常にさらされており、感染症と隣り合わせにあります。腸の上皮細胞は、病原体の侵入を防ぐバリア機能も担っているのです。また、単にそうした物理的障壁としてだけでなく、病原体に対して攻撃を行って粘膜面を守る役割や、外界の情報を感知して免疫系に伝える役目も果たしています。

屋比久　腸管は、栄養学の立場だけでなく、免疫系を維持するためにも重要な器官ということですね。

秋野　近年は「脳腸相関」といって、脳と腸は自律神経系や内分泌系を介して双方向的に密に関連しているといわれています。

屋比久　そうですね。精神の安定に関わっているセロトニンや睡眠ホルモンといわれるメラトニン、気質や記憶などに関わっているコレシストキニンや、環境への適応や記憶などに関わっているバソプレッシンなどのホルモンも腸と関わってくるといわれていますね。

秋野　セロトニンは必須アミノ酸であるトリプトファンを原料とします。小腸で合成されたセロトニンは蠕動に、脳幹の縫線核で合成されたセロトニンは感情を安定させる働きがありますが、小腸で合成されたセロトニンは血液脳関門を通過しませんので、血流を介するのではなく脳へ向かう迷走神経を介して腸管の情報を伝えているのでしょう。なお、メラトニンは脳の松果体で、バソプレッシンは脳の視床下部で合成されます。

屋比久　こうした腸の機能を正常に保つためには、腸の細胞分裂や分化がスムーズに行われなければなりません。小腸の絨毛は1週間前後で交代するといわれています。

夕食は質のよいタンパク質をしっかり摂る

秋野　最近では、脳、腸だけでなく腸内常在菌との相互作用も注目されています。腸内細菌によるビタミン類の生成などは、興味深い話です。さて、ここまでのお話で、タンパク質をどのように摂ればいいとお考えでしょうか。

屋比久　原則として、常にアミノ酸プールに20種類のアミノ酸を確保できるように、タンパク質をしっかりと摂ることです。その際、プロテインスコア（アミノ酸スコア）を意識して、質の高いタンパク質を摂っていただきたいですね。朝食や昼食は、素早くエネルギー源になる炭水化物を摂ってもいいですが、炭水化物に卵やトマトなどを添えて、夕食はエネルギー産生よりも、その日一日の活動で損傷した筋肉や細胞を修復するために、しっかりとタンパク質を摂っていただきたいです。質のよいタンパク質をたくさん含む卵や赤身の肉、お魚を中心にメニューを組み立てるといいでしょう。タンパク質をあまり摂れない人は、アミノ酸のサプリメントを利用してもいいと思います。また、別の章で触れますが、タンパク質の代謝に必要なビタミンやミネラルも過不足なく摂ってほしいと思います。

秋野　先ほど紹介したタンパク質を効率的に摂ろうとする沖縄の調理法もぜひ参考にしてください。

第3章

酸化と隣り合わせの個性的な栄養素

脂質の話

脂質はあらゆる生命活動に関与している

屋比久　タンパク質が大事なことはだれでも納得されると思いますが、実は脂質もヒトの体になくてはならない栄養素です。脂質というと肥満やメタボリック・シンドロームと結びつけられがちですが、それは摂りすぎたときの弊害で、体内ではとても重要な働きをしています。

秋野　まず脂質というと皮下脂肪を思い浮かべるでしょうか。私たちの体は皮下脂肪として栄養分を蓄えて、長期的なエネルギーの放出に備えています。一方で内臓脂肪は皮下脂肪よりも代謝が早く、短期的なエネルギーの放出に備えています。グルコースもアミノ酸も不足してATPを生成できないときに脂質がATP生成を止めないようにする仕組みがあります **(55ページ図6参照)**。そして糖質とタンパク質は1gあたり4kcalのエネルギーを発しますが、脂質は9kcalです。食べ物が自由に手に入らなかった時代に、これは非常にありがたいエネルギー源だったと思います。第5章でお話ししますが、脂質は脂溶性のビタミン（A、D、E、K）やカロテノイド類などの吸収を助けます。そのほかに、ステロイドホルモンや性ホルモン、胆汁酸などはコレステロールから合成されます。このように

図15　細胞膜の構造

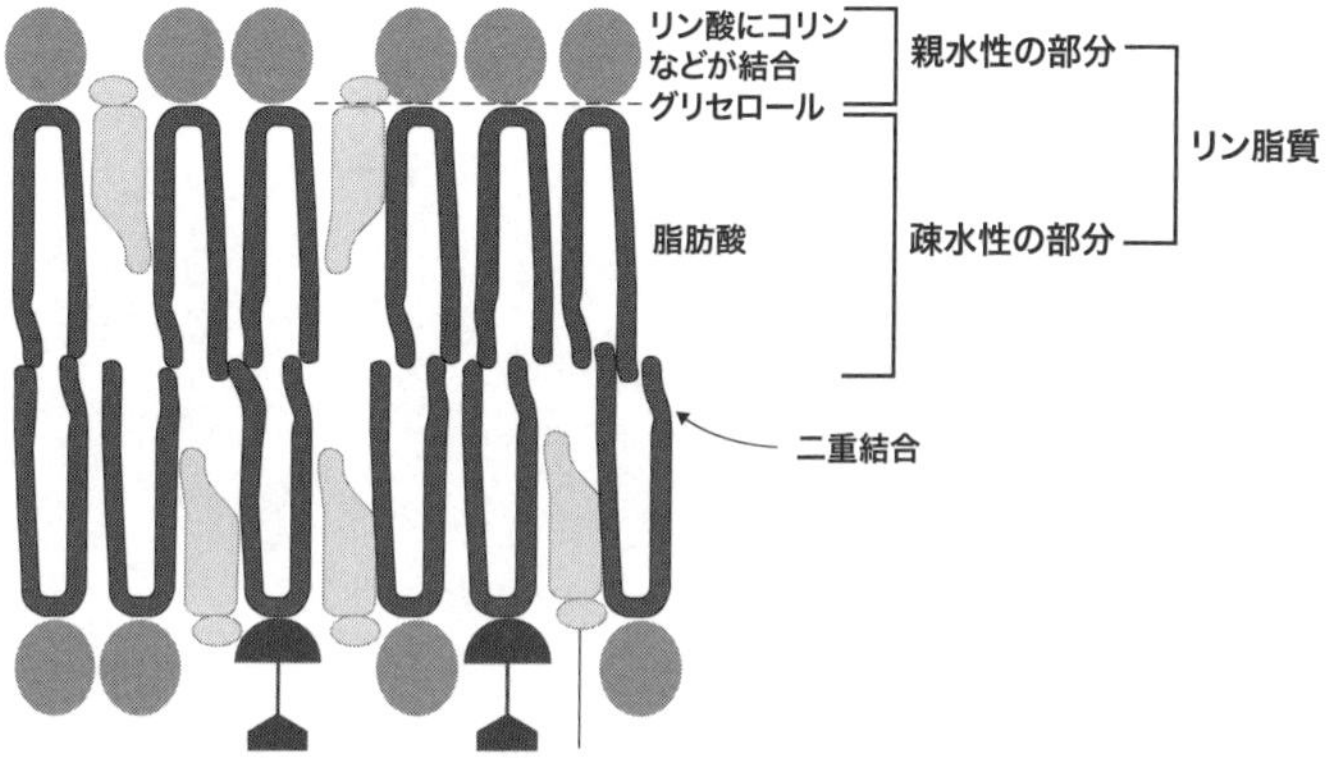

脂質は多様な役割を担っています。

屋比久　脂質は、細胞膜をはじめとするすべての生体膜を構成する物質でもありますね。

秋野　はい。脂質は水には溶けないという特徴を生かして構造物を維持するのに役立っています。

屋比久　細胞膜はリン脂質二重層から構成されており、リン脂質の半分はコリンリン脂質です。

秋野　それでは、ここで細胞膜の構造について説明しておきましょう。リン脂質はグリセロールと脂肪酸以外に、リン酸を介してコリンなど別の分子が結合した構造をもちます（**113ページ図17参照**）。脂肪酸が疎水性であることはお話ししましたが、

図16　単純脂質の構造

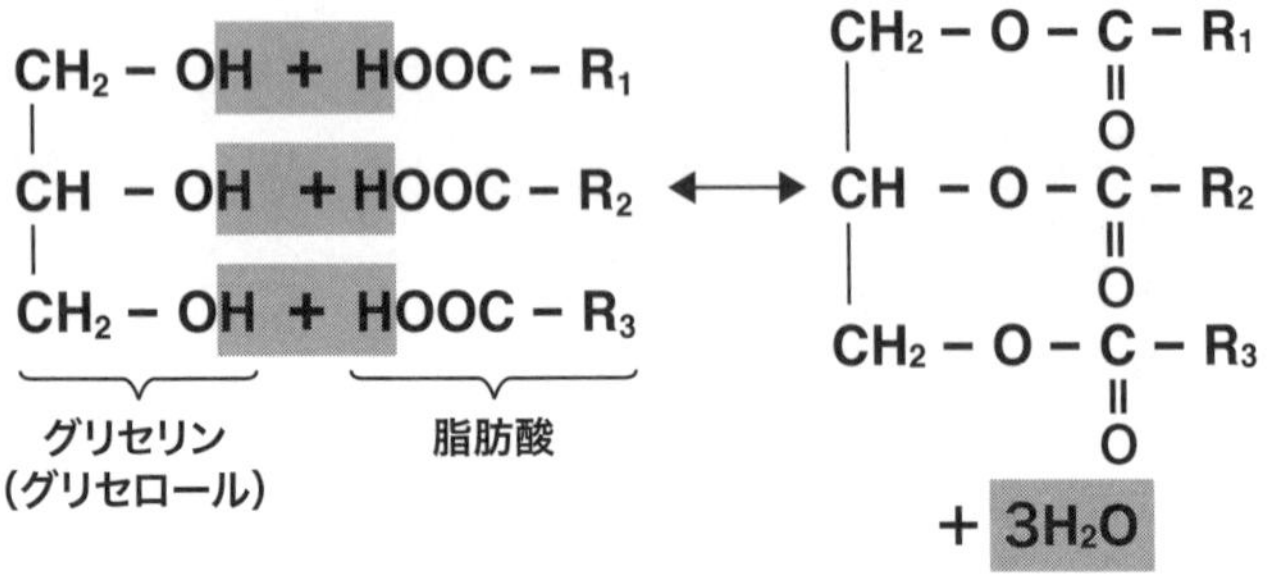

図15に示すようにリン酸とコリンなどのアルコール類は親水性であり、リン脂質は1つの分子に親水性と疎水性の部分をもっています。体内という水の中でリン脂質の疎水性部分を内側に、親水性の部分を外側に向けた二重構造で生体膜を構成しています。

脂質の構造

屋比久　脂質の重要性についてはおいおい話していきたいと思いますが、まずは脂質がどのようなものなのか、基本的なお話からしていきたいですね。

秋野　順序が逆になりましたが、脂質は単純脂質と複合脂質に分類されます。まず、単純脂質はグリセリン（グリセロール）と脂肪酸からできています（**図16**）。単純脂質にそれ以外の成分がついたものを複合脂質といい、リン脂質や糖脂質があります。前章ではタンパク質や糖

図17　複合脂質の構造（中性脂肪とリン脂質の比較）

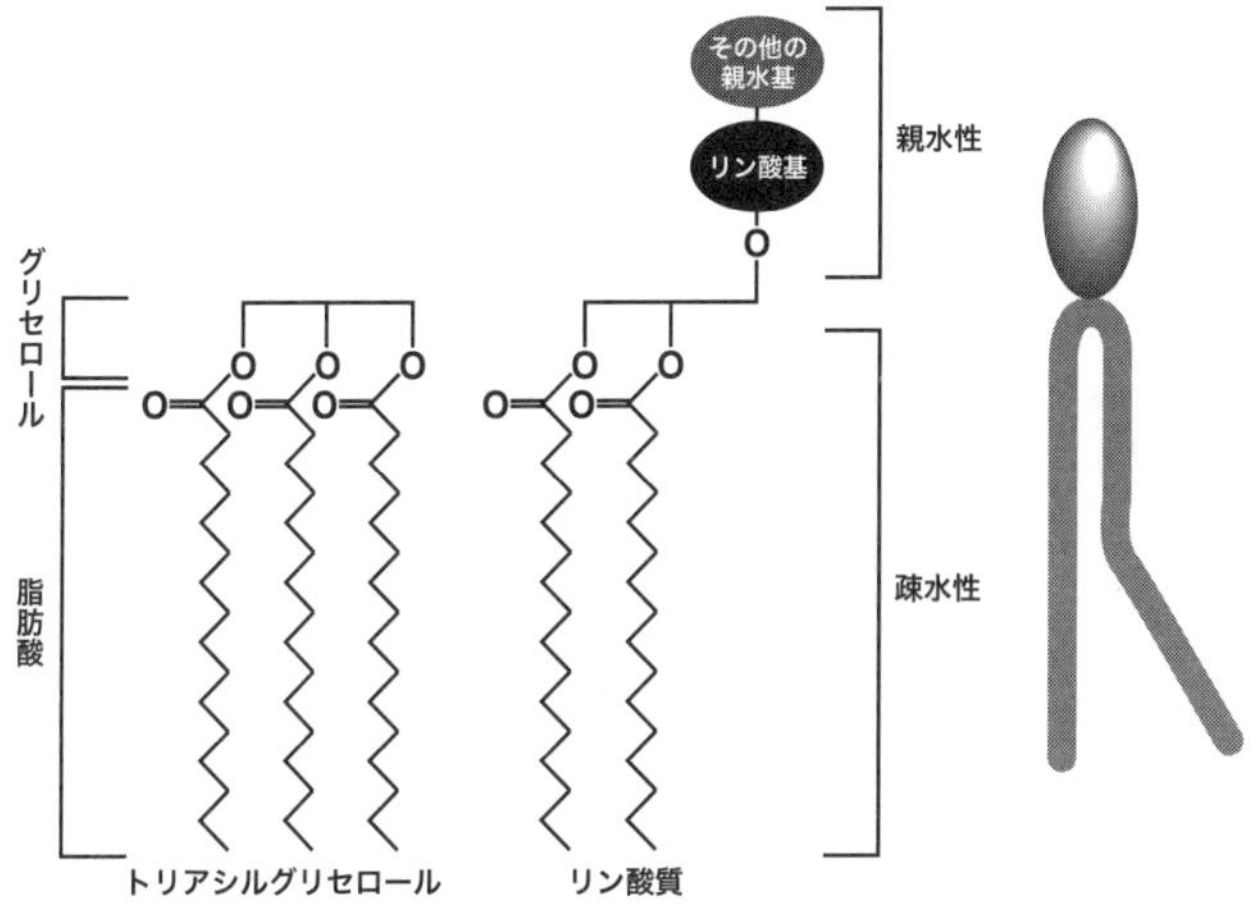

質を消化する際にそれぞれアミノ酸やグルコースという最小単位にして吸収するとお話ししましたが、脂質は脂肪酸とグリセロールに分解されます。グリセロールは分子構造上、ＯＨ基を３つもっており、ここで脂肪酸と結合しているのが中性脂肪の基本形です（**図16**）。１つの脂肪酸と結合するとモノアシルグリセロール、２つの脂肪酸と結合するとジアシルグリセロール、３つの脂肪酸と結合するとトリアシルグリセロールで、いずれも中性脂肪です。一方、脂肪酸は炭素が直鎖上に結合して、カルボキシル基（-COOH）とそれ以外は水素が結合しており、水とは電気的に結合できないため、脂質は水に溶けにくく、エーテルなどの有機溶媒に溶けるという性質をもっています。あらためて、グリセロール

と3つの脂肪酸が結合して、トリアシルグリセロールとなります。これは摂取した食品中の脂質の主成分となります。また、グリセロールが2つの脂肪酸と1つのリン酸基を介してコリンなど別の分子と結合しているものをリン脂質といいます（**図17**）。リン脂質の模式図も示しています。**図15**と比較してみてください。

屋比久　脂肪が水に溶けない理由がよくわかりました。

秋野　コレステロールは水には溶けないがエーテルに溶けるという性質から脂質に分類されています。ステロイド核と呼ばれる環状の炭素構造に水素と脂肪酸とOH基が結合しています（**図18**）。

屋比久　脂質といっても構造自体が多様ですね。

図18　コレステロールの化学式

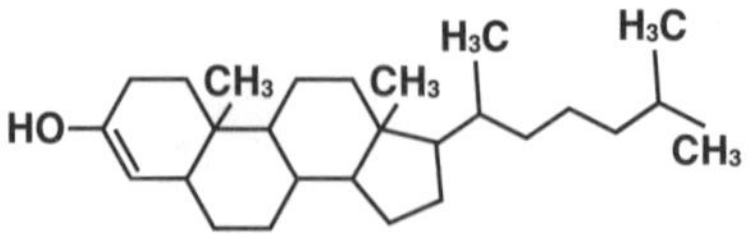

脂質の消化と吸収

秋野　はい。次に脂質の消化と吸収についてお話しします。脂質は不溶性ですから、水溶性にならないと体内に吸収されません。食事から摂った脂質はミセル化といって、胆汁酸の界面活性作用により、水と

図19　リポタンパク質の構造

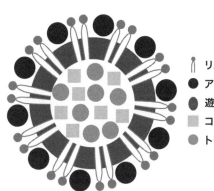

油が混ざりやすくなったうえで、胃液と膵液に含まれる膵リパーゼによりトリアシルグリセロールが2つの脂肪酸とモノアシルグリセロールに分解されます。リン脂質は膵臓から分泌されるホスホリパーゼA２によって、コレステロールはコレステロールエステラーゼにより分解されます。ちょっと細かい話なのですが、実は分解されたトリアシルグリセロールは、その後に小腸上皮細胞内で再び合成されます。

屋比久　せっかく切断したのになぜですか。

秋野　ミセル化しやすいように分解しただけなのですが、炭素数が大きい長鎖脂肪酸とモノアシルグリセロールは血液に溶け込めずに、小腸で吸収された後にトリアシルグリセロールに再合成されるのです。

屋比久　ところで、炭素数の小さい脂肪はどこにいったのですか。

秋野　炭素数が5～12の中鎖脂肪酸は血液に溶け込んで門脈を介して肝臓に取り込まれ、エネルギーとなります。小腸上皮細胞で再合成されたトリアシルグリセロールはコレステロールやタンパク質やリン脂質とキロミクロンを形成し、リンパ管に入って上行し、鎖骨下で大静脈に入り、全身を循環した後に肝臓に至ります。アポタンパク質やリン脂質が脂肪を取り囲んで水との親和性を高めていることを**図19**で確認してください。脂肪とアポタンパク質からなる複合体をリポタンパク質といいます。

さて、キロミクロンは食事由来の中性脂肪とコレステロールを肝臓に運ぶのですが、一方、肝臓で合成されたコレステロールと中性脂肪は超低比重リポタンパク（ＶＬＤＬ）に包まれて全身に運ばれ、筋肉や脂肪に中性脂肪を渡すうちにコレステロールの比重が高まり、中間比重リポタンパク（ＩＤＬ）を経て、低比重リポタンパク（ＬＤＬ）になります。ＬＤＬはＬＤＬ受容体をもつ細胞に取り込まれ、コレステロールも使われますが、余ったコレステロールが高比重リポタンパク（ＨＤＬ）に包まれて肝臓に送り返されます。脂肪球は小さくなりますから、結果としてコレステロールの割合が増加します。

屋比久　遊離脂肪酸はどうなりますか。

秋野　ほとんどがアルブミンと結合して体内を巡ることになります。このように脂質は中性脂肪として蓄積される以外に、脂肪組織、肝臓、筋肉などの組織間を脂肪酸、グリセロール、リポタンパク質の一部として体内を駆け巡っています。

グリセロールは糖新生を、脂肪酸はβ酸化されてエネルギーを産生

秋野　ここで脂質によるエネルギー産生について説明します。グルコースやアミノ酸も不足してATPを合成することができなくなると、生体に必要なATPは脂質を分解してつくることになります。**図20**をご覧ください。まず、グリセロールは糖新生の経路に入ることができます。

一方で、脂肪酸からはグルコースを合成しません。脂肪酸は肝細胞の細胞質内で補酵素であるCoA（コエンザイムA）と反応して、アシルCoAに変換されます。次に、アシルCoAがカルニチンによりミトコンドリアに運ばれて、アシルCoAからアセチルCoAを取り出す代謝を「β酸化」といいます（**図20**）。その後はアセチルCoAからATPがつくられることになります。

屋比久　どうしてβ酸化というのですか。

秋野　アシルCoAから水素が引き抜かれて「酸化」が起こり、β位とα位の間で2つの

図20　脂肪酸のβ酸化の過程

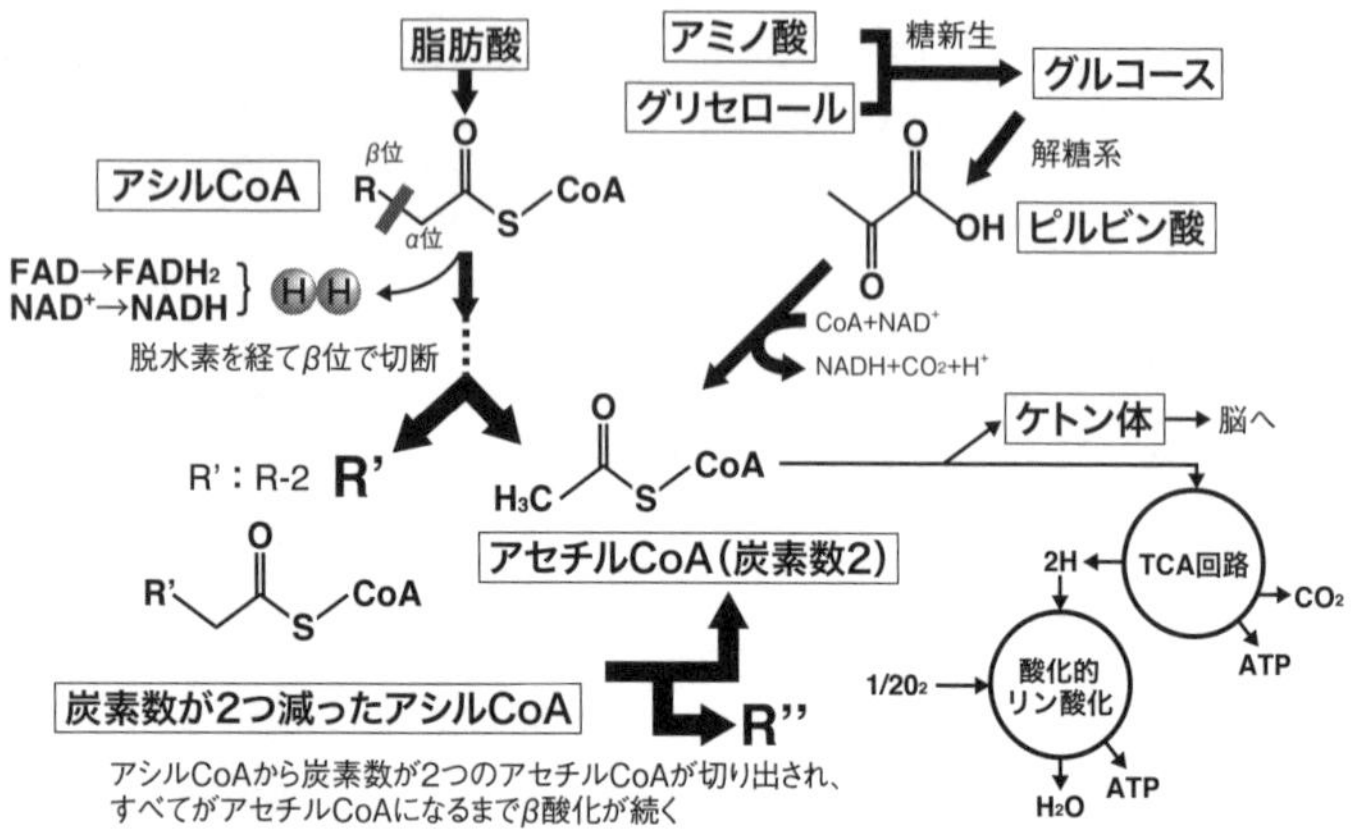

炭素からなるアセチルCoAが切り出されるからです。β酸化においてもNAD^+がNADHとなり、FADが$FADH_2$となって脂肪酸から水素を引き抜いて脂肪酸を酸化していくのはTCA回路と同じです（**59ページ図7参照**）。

屋比久　これが、TCA回路を回す最初の原料になるのですね。

秋野　運動や空腹などエネルギーが不足した際には、脂肪細胞に蓄えられた中性脂肪が加水分解されて脂肪酸とグリセロールとなって血中に放出されます（**112ページ図16参照**）。この際に、グリセロールは糖新生の経路に入って肝臓でグルコースにつくり替えられて、細胞内に取り込まれた脂肪酸はミトコンドリアで完全に酸化、すなわち「β酸化」されアセチルCoAとなって、TCA回路を介してATP産生に利用されます（**図20**）。

屋比久　TCA回路は、クエン酸サイクルとかクレブスサイクルとも呼ばれていますが、エネルギーの元になるATPを産生する大事な代謝回路ですものね。

秋野　はい。第1章からお話ししてきましたが、糖質からもタンパク質からも脂質からも共通の生体エネルギーであるATPを合成する経路なのです。TCA回路において、脂質がエネルギーをつくり出す仕組みは、脂肪酸がβ酸化されて取り出されたアセチルCoAが利用されることです。ATPをつくり続けていかなくてはならない生命活動において、蓄えられていた脂肪を利用してATPを常に産生し続けることができるのです。グリコーゲンやアミノ酸の貯蔵が限定的であるのに対して、脂肪はいくらでも貯蔵できます。これは非常によくできた仕組みです。また、脂質が脂溶性であることも重要です。もしも水溶性の物質を細胞の中に貯蔵すると、細胞内濃度が上昇して細胞内の浸透圧が上がり、細胞外から水分が流入して細胞が膨張してしまいます。脂質のように水に溶けずに貯蔵すれば、そのほかの細胞に何の影響もありません。これも、進化の結果なのでしょう。

屋比久　いつも思いますが、人体のメカニズムは素晴らしいですね。

秋野　まとめると、脂質がATPを常に供給してエネルギーを絶やさないようにする仕組みとして、グリセロールが糖新生を行い、脂肪酸はアセチルCoAに分解されてTCA回路に入ってエネルギー産生に利用されるのです。このように脂質は幅広く生命現象に関与しています。

飽和脂肪酸と不飽和脂肪酸はどう違う？

屋比久　脂質が分解されてできる脂肪酸とは、どんなものですか。

秋野　脂肪酸は炭素（C）、水素（H）、酸素（O）の3種類の原子で構成されており、炭素原子が鎖状につながった一方の端に、カルボキシル基（-COOH）が結合し、残りには水素が結合しています。この炭素原子が2～4個のものを短鎖脂肪酸、5～12個のものを中鎖脂肪酸、12個以上ついたものを長鎖脂肪酸といいます。

屋比久　私たちは脂肪酸を動物や植物の油脂から摂取しますが、動物性油脂と植物性油脂は形状が違いますね。動物性油脂は常温では固体なのに対して、植物性油脂は常温では液体です。

秋野　そうですね。炭素が8個以下のものが液体で10個以上になると固体になります。脂肪酸には二重結合をもつ不飽和脂肪酸と二重結合をもたない飽和脂肪酸がありますが**（図**

図21　飽和脂肪酸と不飽和脂肪酸の化学式

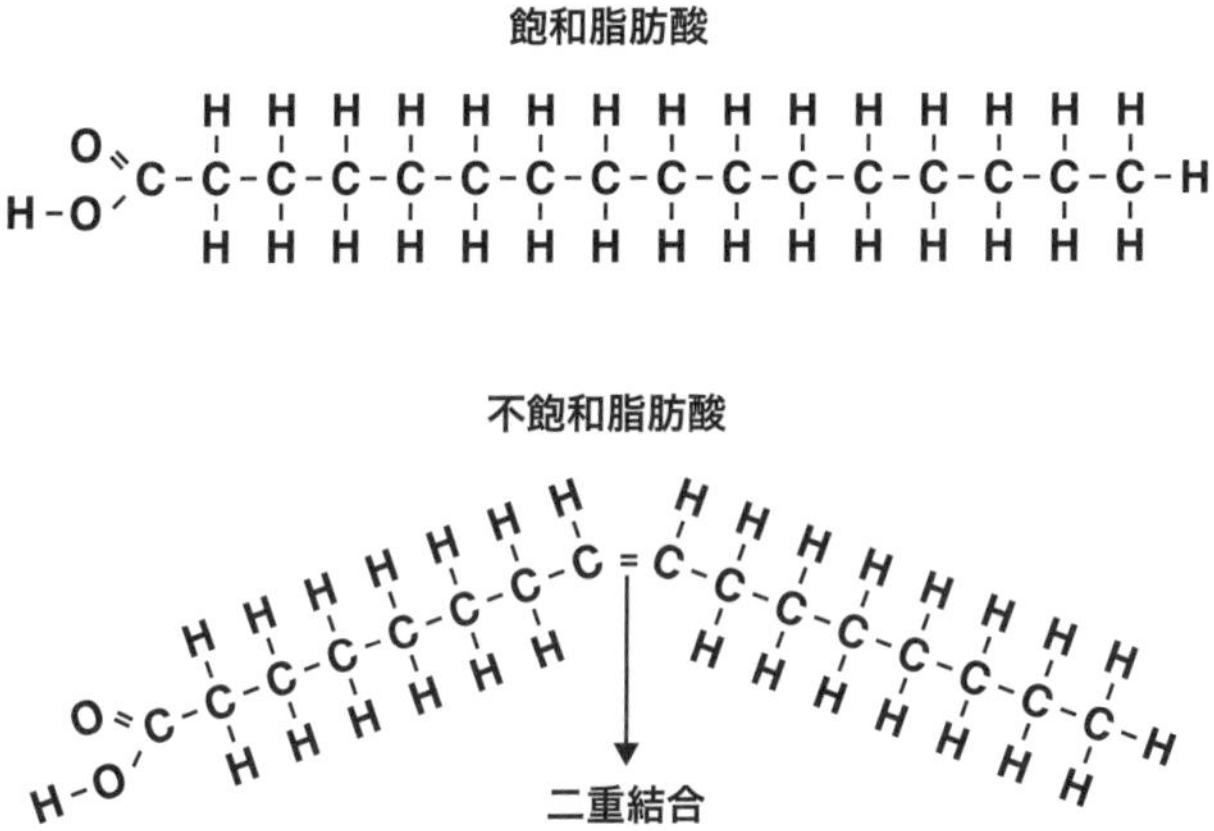

21）、動物性油脂には飽和脂肪酸が多く含まれています。飽和脂肪酸は融点が高いので低い温度では固まっていますが、温度が上がると溶けて液状になります。一方、植物性油脂は不飽和脂肪酸が多く、融点が低いので常温でも液状です。

屋比久　脂肪酸の構造式を見ると、飽和脂肪酸は炭素の手が全部水素原子と結合していて、水素の席が満席です。ところが、不飽和脂肪酸は炭素と結合する水素原子の席に空席があります。そのため炭素どうしが手を結んで、二重結合しています。飽和脂肪酸は化学的に安定していますが、不飽和脂肪酸は不安定で、水素原子が結合していない空席に酸素や活性酸素が結合すると、「自動酸化」を起こしますね。

秋野　先生、気が早いですね。たしかに酸素は私たちにとって必要なことを話し合ってきましたが、おっしゃるとおりに細胞を劣化させるものでもあります。そして活性酸素は酸素以上に酸化力が強いものです。そのことは第4章でお話ししましょう。さて、飽和脂肪酸は炭素の腕がみんなふさがって飽和していて、酸素と結合しにくいので酸化されにくく、不飽和脂肪酸は腕が余っているため、炭素どうしが余った腕を用いて二重結合を起こしていますので酸化されやすいといえるでしょう。なお、炭素の二重結合の数や位置によって、不飽和脂肪酸の種類が違ってきます。

不飽和脂肪酸の分類

屋比久　そうですね。二重結合が1つのものが一価不飽和脂肪酸で、2つ以上あるものを多価不飽和脂肪酸といいます。一価不飽和脂肪酸の代表がオレイン酸で、オリーブ油に多いですね。二重結合の位置が脂肪酸のアミノ基から9番目なので、ω《オメガ》9（n-9系）脂肪酸に分類されます。多価不飽和脂肪酸は、二重結合の位置によってさらにω3（n-3系）脂肪酸とω6（n-6系）脂肪酸に分類されます**（図22・図23）**。ω3脂肪酸はα-リノレン酸やEPA（エイコサペンタエン酸）、DHA（ドコサヘキサエン酸）といった魚の油、

図22　多価不飽和脂肪酸

リノール酸n-6系（ω6）多価不飽和脂肪酸

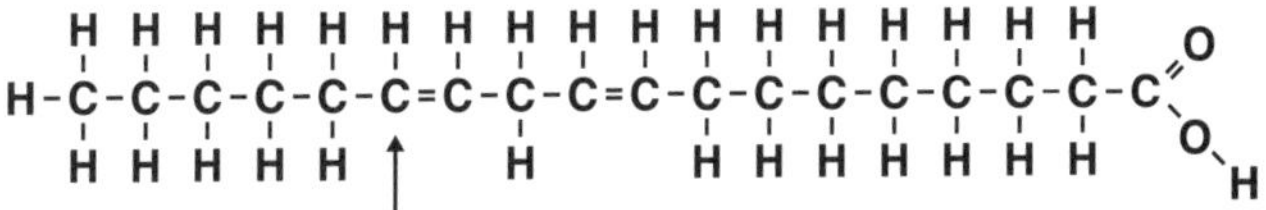

α-リノレン酸n-3系（ω3）多価不飽和脂肪酸

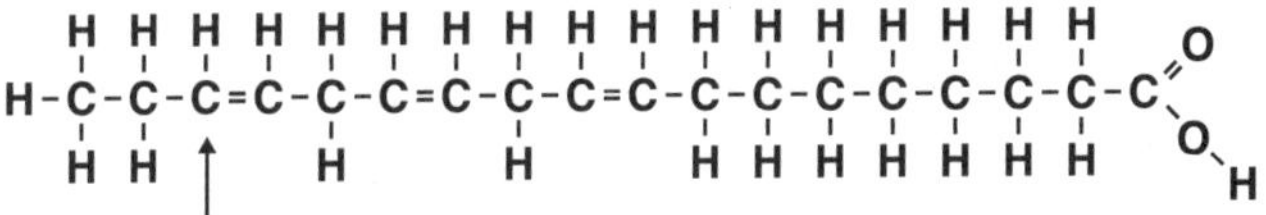

ω6脂肪酸にはリノール酸やγリノレン酸、アラキドン酸がありますね。

秋野　**図22**に示しましたが、ω3脂肪酸は化学式でメチル基側（ω末端）の炭素から3つ目の炭素に二重結合が起こるのでそう呼ばれます。同じく、ω6脂肪酸は6つ目の炭素に二重結合があります。これらの不飽和脂肪酸のなかには、生存に必要なのにもかかわらず体内では合成できないという「必須脂肪酸」があります。それはω3脂肪酸のα‐リノレン酸とω6脂肪酸のリノール酸です。これらも二重結合を複数以上もっていますが、合成する酵素が体内にありません。一方のω9脂肪酸は体内で合成されます。また、ω3脂肪酸とω6脂肪酸のどちらも細胞膜の構成成分として重要

図23　不飽和脂肪酸と飽和脂肪酸の構造図と二重結合の数

n-9系	1個	(モノエン酸)オレイン酸 (オリーブ油)
n-6系	2個	(ジエン酸)リノール酸
	3個	(トリエン酸)γリノレン酸 (月見草油)
n-3系	4個	(テトラエン酸)(アラキドン酸) 魚肝油、卵黄、豚脂
	5個	(ペンタエン酸)魚油
	6個	(ヘキサエン酸)魚油

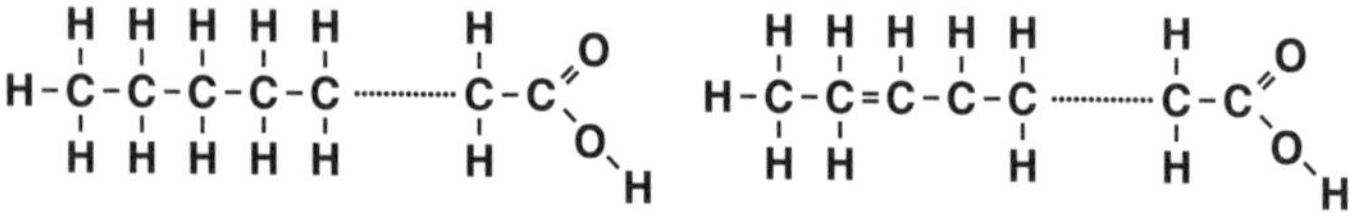

飽和脂肪酸　　不飽和脂肪酸(モノエン酸)

なものです。細胞膜の硬さや流動性はこの二重結合の数で決まってきます。細胞膜は決して硬い固定された膜ではなく、柔軟性や流動性に富んでいて、膜を構成している脂質や膜タンパクは、膜の中を自由に動いています。二重結合の数が多いほど、すなわち不飽和度が増すほど脂肪酸の融点は低くなり、低温下でも凍結せずに流動性に富むようになりますが、その理由は二重結合のところで炭化水素が折れ曲がり**（111ページ図15・121ページ図21参照）**、リン脂質の相互作用が低くなるからです。そこで、リン脂質とリン脂質の間をコレステロールが埋めてリン脂質を固定しています**（111ページ図15参照）**。

屋比久　細胞膜や生体膜は、それぞれの細胞や小器官によってさまざまな特徴をもっているようですね。以前は、飽和脂肪酸の多い動物性脂肪は動脈硬化や心疾患の原因になるといわれて敬遠されましたが、秋野先生は飽和脂肪酸と不飽和脂肪酸のどちらが体によいとお考えですか。

秋野　どちらも体に必要なものです。飽和脂肪酸は構造的に安定していて酸化されにくく、がっちりした細胞膜をつくるのに必要です。しかし、過剰な飽和脂肪酸が体内で蓄積されることから、飽和脂肪酸は体に悪いという印象をもたれるようになりました。過剰な動物性の油脂が肥満を起こして心疾患などを起こしやすいということは事実でも、あくまで過剰な場合です。過剰な動物性油脂の摂取がよくないという事実が動物性油脂の摂取自体よくないと誤解され、単純に植物性の油脂に置き換えてられてきた経緯はよく考えなくてはいけません。一方で不飽和脂肪酸は酸化されやすいという難点はありますが、柔軟な細胞膜をつくるのに必要です。不飽和脂肪酸のなかでもω3脂肪酸とω6脂肪酸はそれぞれの役割をもつとしながらも拮抗的に働いている部分があります。脂質の摂取は量だけでなく種類と質も考えなくてはならないのではないでしょうか。

屋比久　話が少しそれますが、動物性脂肪に飽和脂肪酸が多いことにも、動物の体温が関係しています。先にも述べましたが、牛や豚の体温は高く、豚は38℃、牛は43℃といわれています。体温が高いと不飽和脂肪酸の融点が高くなって、流動性が高くなります。それを嫌って二重結合のない飽和脂肪酸が多くなるのです。一方、同じ定温動物でもアザラシやクジラのように冷水に棲む動物の皮下脂肪は、ＥＰＡやＤＨＡのように二重結合の多い不飽和脂肪酸をたくさん含んでいます。これは二重結合を多くして、脂肪酸の流動性を高めているんですね。また植物はそんなにたくさんの二重結合を必要としないので、アラキドン酸やＥＰＡをもっていないのでしょうか。

秋野　それはおもしろいですね。我が国においては積極的に魚食を推進する必要がありそうです。新鮮なお魚をいただくことの重要性は、酸化していない$\omega 3$脂肪酸を摂取する重要な意味があると思います。

必須脂肪酸の摂り方

屋比久　先ほどの先生のお話にありましたように、飽和脂肪酸は体内で合成されますが、不飽和脂肪酸のなかには、体内で合成されないものがありますね。

秋野　必須脂肪酸のことですね。タンパク質のところで必須アミノ酸の話をしましたが、脂質にも必須脂肪酸があって、必須アミノ酸と同様に生存するためには必要で、体内で合成できないからこそ食べ物から摂取する必要があります。

これらの必須脂肪酸は一日の必要摂取量が定められていて、ISSFAL（国際脂肪酸・脂質研究学会）ではリノール酸は全摂取カロリーの2％（4～5g）、α-リノレン酸は0・7％（2g）としています。日本の基準はそれより少し多くて、リノール酸が2・4％、α-リノレン酸は0・5～1％です。ところが、実際の日本人のリノール酸の摂取量はそれをかなりオーバーしていて、平均で13～15g摂っています。

屋比久　農林水産省によると、日本人が食品から摂取しているω6脂肪酸の98％はリノール酸だそうです。日本で使われている調合サラダ油は、菜種と大豆の混合油です。どちらにもリノール酸が豊富ですが、加熱による酸化が問題ですね。

秋野　現状においてはリノール酸の過剰摂取に目を向けるべきではないでしょうか。現代の食事ではリノール酸の摂取が多くなっているので、まずは調理に用いるリノール酸の摂取を控えるか、α-リノレン酸に置き換えることを検討してほしいのです。

屋比久　そうですね。ω3脂肪酸とω6脂肪酸の摂取量はバランスが大事ですね。この多価不飽和脂肪酸の問題点は、先ほど申し上げたように酸化されやすいということです。二重結合が多いほど、酸素や活性酸素が結合しやすくなって自動酸化しやすくなりますからね。

ω6脂肪酸の代謝産物と、競合するω3脂肪酸の代謝産物

秋野　必須脂肪酸が細胞膜で代謝されて生成される最終の物質として、その細胞膜の近傍で強力なホルモンのような働きをするエイコサノイドなどがあります。

屋比久　エイコは20という意味ですね。炭素数20のアラキドン酸からできるものが狭義のエイコサノイドということになりますか。

秋野　はい。そうです。ω6脂肪酸のリノール酸から生体内で代謝されたアラキドン酸が細胞膜の構成成分の一つであることは先に説明しましたが、細胞が刺激を受けるとアラキドン酸が細胞膜から切り出されて、プロスタグランジン類やロイコトリエン類といったエイコサノイドなどの生理活性物質に代謝されていきます。これらが炎症性の物質となり、それらの生成や作用に拮抗して炎症を抑制するのが、α-リノレン酸などのω3脂肪酸と考えられてきました。しかし、魚食などＥＰＡやＤＨＡを摂取する方はより多くのＥＰＡやＤＨＡが細胞膜に取り込まれており、アラキドン酸と同様に細胞膜から切り出されて抗炎症性の代謝物として働くこともわかってきました。

屋比久　その一つがプロスタグランジンです。プロスタグランジンは最初、精液中から子

図24　プロスタグランジンの生成過程

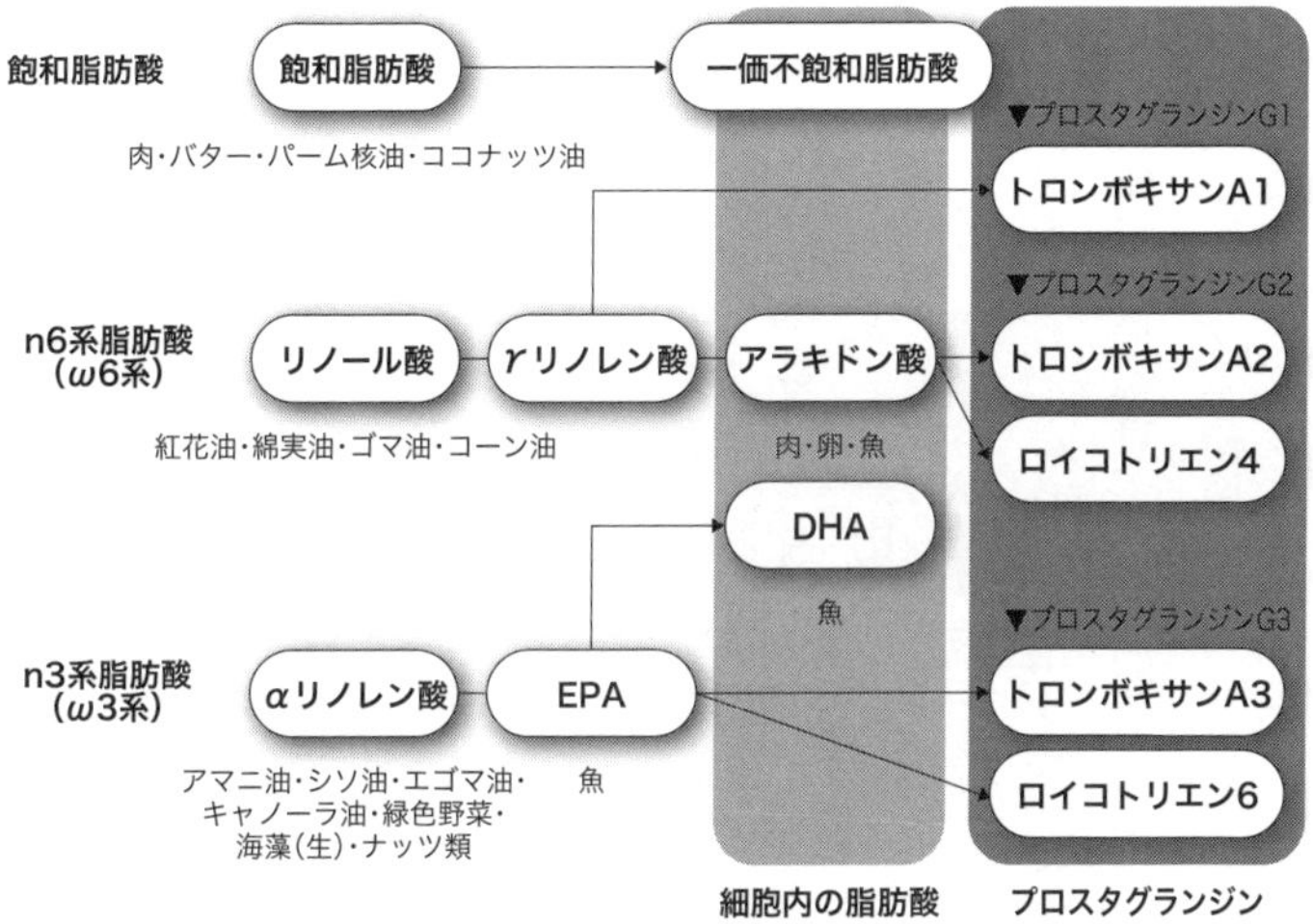

宮収縮物質として発見されたので、前立腺(prostate gland) に由来してこの名前がつきました（**図24**）。

秋野　ω3脂肪酸とω6脂肪酸から多くの種類のプロスタグランジンが生成されます。プロスタグランジンはA～Jまでの各群に分けられるだけでなく、さらに原料となる脂肪酸の違いによって、1から3までの3つのグループに分けられ、両者を合わせて、PGE2などと表現します。ω6脂肪酸のリノール酸はγリノレン酸に変換されて、細胞内でアラキドン酸に変換されます。γリノレン酸からつくられるプロスタグランジンのグループがPGⅠ、アラキドン酸からつくられるグループがPGⅡ、ω3脂肪酸のα-リノレン酸から変換されたEPA

からつくられるグループがＰＧⅢです。

屋比久　このプロスタグランジンの生成過程を見ると、プロスタグランジンの材料としてγリノレン酸、アラキドン酸、ＥＰＡが不可欠なことがわかります。そこで分子栄養学では、この3つの脂肪酸を「三大不可欠脂肪酸」と呼んでいますね。

秋野　プロスタグランジンの3つのグループは、グループごとに異なる働きをしています。ＰＧⅠとＰＧⅡ、ＰＧⅡとＰＧⅢはそれぞれ相反する働きをして、細胞機能のバランスを保っています。たとえば炎症反応という観点から見ると、ＰＧⅠとＰＧⅢは炎症を抑える働き、アラキドン酸からつくられるＰＧⅡは炎症を増強させる働きがあります。

屋比久　アラキドン酸はリノール酸から変化したものですが、卵黄やラード、魚の肝油などの食品にも含まれています。プロスタグランジンをつくる大切な不可欠脂肪酸ですが、摂りすぎるとアラキドン酸由来のＰＧⅡが大量につくられてしまいますね。

秋野　そうです。最終生成物のプロスタグランジンだけに限らず、ω3脂肪酸とω6脂肪酸のバランスが崩れてω6脂肪酸が過剰になると、体内の炎症を増強させることになり、アトピー性皮膚炎や喘息、膠原病などの炎症性疾患が増える原因となるでしょう。炎症自体は有害刺激に対する防衛反応の側面もありますが、急性反応としての炎症よりも、アトピー性皮膚炎や喘息、膠原病などの慢性炎症の増強によるものを考えなくてはなりません。

屋比久　ω3脂肪酸とω6脂肪酸は、一つの生理作用に対してアクセルとブレーキのように、互いに相反する働きかけをしているのですね。ですから、バランスが大事になってくるのです。今、ω6脂肪酸の摂りすぎによってバランスを崩し、アラキドン酸が増えすぎているかもしれませんね。それで炎症を起こしやすくなって、慢性炎症に由来する病気やアトピーが増加しているのかもしれません。

秋野　プロスタグランジンをはじめとするエイコサノイドは種類が多く、生理的に相反する機能がバランスを取って全体の機能を維持しています。アトピー性皮膚炎や気管支喘息などに関与していることもわかっており、このように脂質代謝に関わる物質をターゲットにする創薬も期待されています。

屋比久　栄養の補給によって健康を管理する立場からいえるのは、そういう大事なプロスタグランジンの材料になる不可欠脂肪酸をしっかりと摂ることです。ω3脂肪酸を積極的に摂るだけでなく、ＰＧⅢの材料になる魚の油、ＥＰＡをもっと摂る必要があります。よく知られていることですが、エスキモーの人たちには心筋梗塞も脳梗塞も少ないといわれています。

血液検査の結果を本国の白人と比べると、ＬＤＬコレステロールや中性脂肪といった梗塞につながる因子が顕著に低いことがわかっています。また興味深いのは、アラキドン酸はエスキモー人には含まれておらず、白人にはＥＰＡが少なかったようです。アラキドン酸は血小板凝集を増やすプロスタグランジンの材料、ＥＰＡは血小板凝集を妨げるプロスタグランジンの材料であることを考えると、食べ物が病気に直結することがよくわかりますね。

脳はケトン体もエネルギーにできる

秋野　脳の主要なエネルギー源はグルコースですが、脳の全重量の50％は脂質で構成されています。臓器のなかでその割合は最も多く、だから脳は柔らかくなっていて、硬い頭蓋骨に覆われて髄液という液体の中にプカプカ浮かんでいます。小澤寛樹教授の『精神と栄養』によると、脳の主要な不飽和脂肪酸はα-リノレン酸を前駆体とするＤＨＡと、リノール酸を前駆体とするアラキドン酸であり、脳の細胞膜のリン脂質に、それぞれが局在していますが、総和はだいたい一定でバランスを保っているそうです。ただし、ω６脂肪酸とω３脂肪酸の摂取バランスによって、肝臓と同様にアラキドン酸とＤＨＡの比率は変わるそうで、このことで海馬シナプス小胞の密度に差が見られるなど脳に器質的な差を認めています。

屋比久　食事で摂った脂が偏ると、脳脂質にも影響が及ぶのですね。それにしても、脳にはそんなに不飽和脂肪酸が多いのに、ほかの臓器のように脂肪酸をエネルギー源にしないのはなぜなのでしょう。

秋野　脳には血液脳関門という関所のようなものがあり、ここで脳内の血液に入れるものを選別しています。血液脳関門を通過できるのは、基本的には分子量の小さいものや脂溶性の物質、脳が必要とするものです。これまで脂肪酸は、血液脳関門を通ることができないとされてきました。

屋比久　でも脳は脂肪酸からATPをつくれませんよ。

秋野　その理由として、脳は神経細胞においてβ酸化に関与する酵素活性が低いことから、脳内で脂肪酸をβ分解してATPを産生できないからとされています。また同じ量のATPを産生するためには、グルコースよりも脂肪酸のβ酸化のほうが酸素消費は多く、活性酸素の産生も多くなることから、酸素を大量に消費する脳においては脂肪酸からエネルギーを産生するのは向いていないという考えもあります。

そこで肝臓ではアセチルCoAからすべてをATPに変換させずに、ケトン体を合成します（118ページ図20参照）。ケトン体は水溶性ですが、血液脳関門を通過することができ、アセチルCoAに戻されて、グルコース以外に唯一、神経細胞のエネルギーとなる

図25　神経細胞におけるエネルギー産生の経路

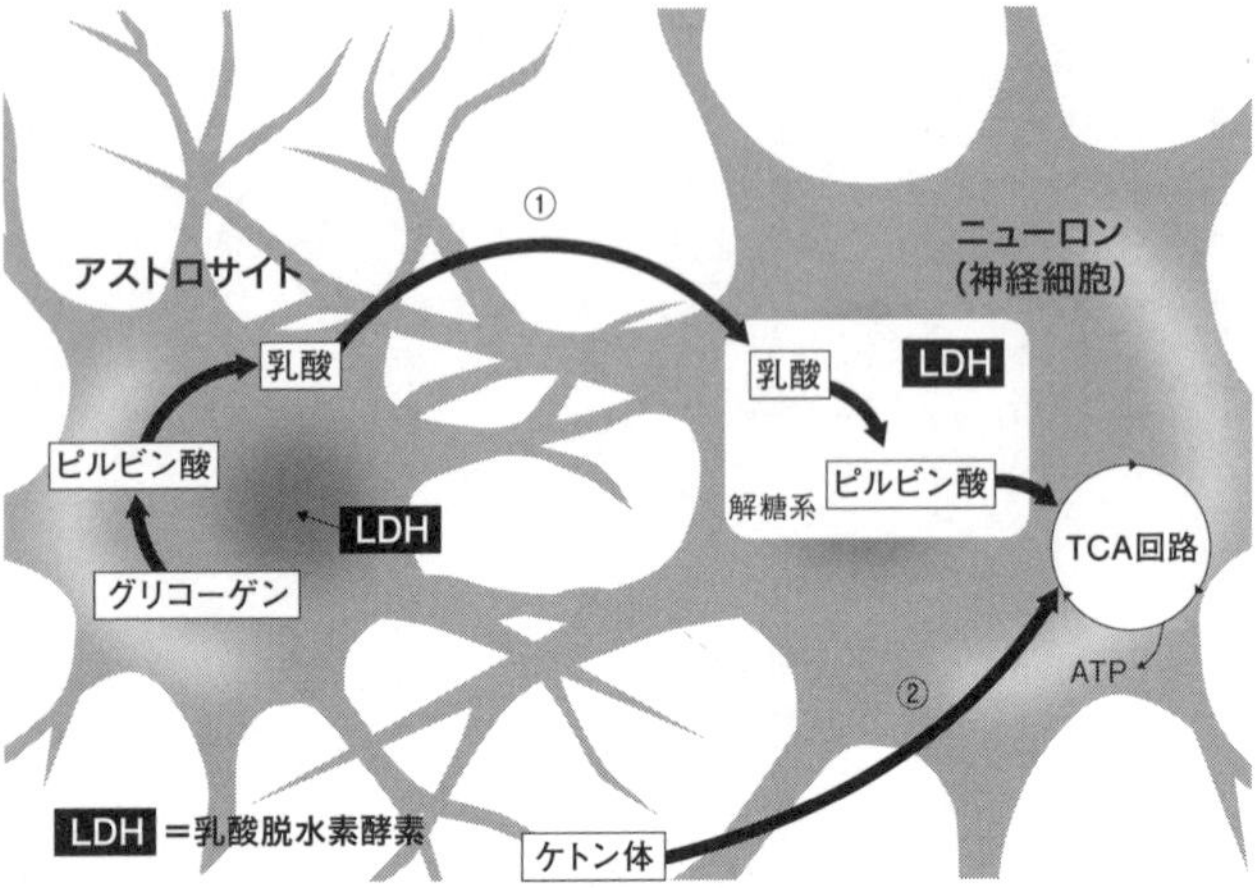

出典:『てんかんの教科書』大澤眞木子、秋野公造（メディカルレビュー社刊）より引用

ことができるのです。

参考までに、てんかん患者に対する食事療法としてケトン食が用いられる理由は、グルコースよりもケトン体をエネルギー合成に用いることで、てんかん発作を抑制できる場合があるからです。神経細胞（ニューロン）におけるグルコースとケトン体が代謝される関係を**図25**に示します。この図にはグルコースとケトン体が脳の神経細胞のエネルギーとして利用される2つの経路として示されています。なお、飢餓時には脳にグルコースを送るために、筋肉においても脂肪酸を優先して用い、脳もケトン体を優先して用います。

屋比久　人体の仕組みは素晴らしいですね。

脂質は薬の原料にもなっている

秋野　また、ＤＨＡは血液脳関門を通過できます。

屋比久　だからＤＨＡを摂取すると、脳が活性化されるのですね。海馬の20％にはＤＨＡが介在するといわれていますからね。

秋野　さらに、前述した小澤教授の『精神と栄養』によると、統合失調症の患者さんの赤血球膜や死後脳で多価不飽和脂肪酸が低下していることや、アルツハイマー患者の死後脳の前頭葉灰白質や海馬のＤＨＡ含有量が低いことが明らかになっています。ごく軽度のアルツハイマー病患者にはＥＰＡとＤＨＡの投与が認知機能を保持するのに有意な効果が認められているようですし、精神疾患患者に対してＤＨＡやＥＰＡを向精神薬と一緒に投与すると、症状緩和の増強効果が見られるそうです。

屋比久　そういえば、脂質は薬にも使われていますね。プロスタグランジンＥ２は分娩誘発剤、プロスタグランジンＥ１は血管拡張剤（抗血小板薬）に使われていますね。

秋野　では、脂質を有効成分とする薬剤を紹介しましょう。エパデールという薬はＥＰＡが有効成分で、抗血小板作用や、肝臓からのトリグリセライド（中性脂肪）の分泌を抑制する作用があります。効果・効能は、閉塞性動脈硬化症に伴う潰瘍、疼痛、冷感の改善と、高脂血症（脂質異常症）の改善です。ω3脂肪酸エステルを有効成分にするロトリガも、同じように抗血小板作用や、血中トリグリセライドを低下させる作用があり、高脂血症の治療薬として用いられています。

屋比久　血液をサラサラにしたり、中性脂肪を抑える不飽和脂肪酸の作用が薬に生かされているのですね。

不飽和脂肪酸の最大の欠点は酸化しやすいこと

秋野　このように、不飽和脂肪酸は体にとって非常に重要な栄養素ですが、酸化されやすく、熱や光に弱いという欠点をもっています。

屋比久　それは、不飽和脂肪酸の構造的な宿命ですね。もう一度、不飽和脂肪酸の構造図を見ていただくと**（121ページ図21参照）**、炭素が二重結合をしている空席が水素原子で埋まれば、不飽和脂肪酸は飽和状態になって安定します。植物油や魚油からマーガリンをつくるときは、水素原子を添加するようですね。でもそこに酸素原子、とくに活性酸素が結合すると、自動的に不飽和脂肪酸は酸化されてしまいます。酸化されやすさは、炭素どうしの二重結合の数によって違い、二重結合が多いほど酸化されやすくなります。

たとえば、二重結合が6個あるDHAは、5個のEPAより自動酸化を起こしやすいので、体内では優先的に酸化されて、結果的に5個以下の不飽和脂肪酸を酸化から守ることになるといわれています。

秋野 EPAやDHAのことを抗酸化物として捉えるのはいかがかと思います。第4章でお話ししますが、問題なのは酸化された不飽和脂肪酸がラジカル反応を起こして別の新たな脂肪酸を酸化する酸化の連鎖反応が起こることです。

屋比久 細胞膜や生体膜はリン脂質に不飽和脂肪酸を含んでいます。ですから、細胞膜は非常に酸化されやすいという特徴をもっていますね。細胞膜が酸化されて過酸化脂質になると、膜の透過性が低下して物質のやり取りがスムーズにいかなくなってしまいますので、老廃物も細胞の外に排出されなくなって、細胞の活性はきわめて悪くなりますね。

秋野 細胞膜を元気にするために、摂取する油脂の種類や状態についてはよく見直してほしいと思います。

屋比久 はい。病気の方は皆さん、赤血球の膜に問題があります。膜が酸化によって変性したり硬くなってしまうと、赤血球どうしがくっついて血管に詰まったり、膜の変形能が落ちて毛細血管の中を通れなくなってしまいます。それが血液を汚したり、血流を悪くする原因になります。私は、「血は命」だと思っていますから、血液の汚れ（質）に目を向けていただきたいですね。

秋野　酸化されていない新鮮な食品を摂取することが大事です。あらためてω3脂肪酸を多く含むお魚についても新鮮なお刺身でいただくことの重要性を感じます。これから、どんな油脂をどのように摂るべきなのか、皆さんと考えていきたいと思います。

油脂を選ぶ条件

屋比久　私たちは脂肪酸を動物や植物の油脂から摂りますが、動物性油脂だから飽和脂肪酸、植物性油脂だから不飽和脂肪酸ということはありません。植物油でもココナッツオイルやパーム油には飽和脂肪酸が豊富ですし、動物の油である魚のＥＰＡ、ＤＨＡは不飽和脂肪酸です。

秋野　豚の脂は飽和脂肪酸だけでなく、オレイン酸のような一価の不飽和脂肪酸も多く含んでいますね。飽和脂肪酸より多く含まれているくらいです。油脂には、いろいろな脂肪酸が含まれていて、それぞれの油脂の性質は脂肪酸の組成によって異なります。

屋比久　そうですね。たとえば菜種油（キャノーラ油）は、ＬＤＬコレストロールを下げるといわれるω9脂肪酸のオレイン酸が豊富ですが、ω6脂肪酸のリノール酸も多く含まれています。

ですから、それぞれの油脂にどんな脂肪酸がどれくらいの割合で入っているかをまず知ることが大事です。それと、もう一つ大事なことは、脂肪酸以外の栄養素です。菜種油なら、βカロテン、ビタミンK、ビタミンEも多いですから、脂肪酸のバランスと栄養面でのバランスの両方で判断するといいと思います。そういう油脂は加熱するのではなく、ドレッシングに向いています。

秋野 その油脂がどのようにつくられるかという情報も大事ですね。植物油は採油してから精製されますが、その工程はだいたい次の4つに分かれます。①圧搾だけでできる植物性油脂、②植物油脂に人工的に水素を添加させた硬化油脂、③ヘキサンなどの溶媒を使って高温で蒸留された植物性油脂、④高温下で植物性油脂を使って調理された食品、ということになります。

菜種やトウモロコシのように油の多いものは圧搾して油を取ることが多いようです。一方油分の少ない大豆油などは、有機溶媒を用いて油を取り出します。油を取り出した後は精製の工程に入りますが、最後の仕上げに水蒸気で蒸留します。このとき200℃の高熱が加えられますから、そういう影響も考えなければなりませんね。

屋比久　複雑な工程を踏んで植物油脂はつくられるんですね。できるなら、圧搾だけでつくられる自然の油脂を使いたいものですね。また②や④のような人工的な油脂には、必ずトランス脂肪酸という自然な状態では存在しない脂肪酸が多く含まれています。

秋野　③については、ヘキサンなどの溶媒が残留していないことを国会の質疑を通して確認しました。しかし、これらの植物油脂は工場で生成される段階で何度も加熱しているものを、家やお店でさらに加熱して用いていることを考えると植物油脂が酸化して劣化した状態であるかもしれないことを考慮する必要があります。ω3脂肪酸とω6脂肪酸の量については、やはり必要量をバランスよく摂ることを念頭に選んでほしいですね。α-リノレン酸を多く含むとなるとエゴマ油、シソ油、アマニ油ということになりましょうか。

こんな油脂を摂ってください

おすすめの油①アマニ油

屋比久　そうですね、アマニ油はいいと思います。アマニ油は亜麻の種から低温搾油してつくられる油で、融点はマイナス14℃と、植物油のなかで最も低い温度です。ω3必須脂肪酸だけでなく、ω6脂肪酸も含まれていますが、脂肪酸の半分以上がα-リノレン酸で、これは魚油の2倍もあります。βカロテン、ビタミンEの供給源としても優れていますが、酸化も早いので抗酸化作用の強いビタミンEと一緒に摂ることで酸化を免れます。

秋野　ビタミンEを単独で添加すると油の酸化は免れるのですが、酸化されたビタミンEができてしまい、結局は体内に摂取することになるように思うかもしれませんが、酸化やビタミンについては後章でも議論したいと思います。さて、これらはどのように摂取すればいいとお考えでしょう。

屋比久　タンパク質と一緒に摂ると消化がよく、血中コレステロールや中性脂肪を低下させる作用があります。本来コレステロールには細胞膜を硬くする作用がありますが、その作用を抑えてバランスを保ち、細胞膜を軟化させて血管を柔軟にしてくれますね。ただし、加熱には向きません。アマニ油がないときは、エゴマ油、シソ油でももちろんかまいません。こうしたω3脂肪酸の多い油は、そのまま食べ物にかけたり、ドレッシングとして使うなど、加熱には向いていません。

秋野　加熱するときは何を使ったらいいとお考えですか。沸点が高い油脂を用いることが重要でしょうか。

屋比久　オリーブ油をおすすめしたいですね。オリーブ油に多いα-リノレン酸は、二重結合が少ないので比較的安定しており、酸化されにくく、熱にも強い油だといわれます。

秋野　揚げ物や炒め物には安定している飽和脂肪酸のラード、牛脂、バターも選択肢となるでしょうか。いずれにしても過剰摂取には気をつけてください。

おすすめの油②ココナッツオイル

秋野　ココナッツオイルが人気ですね。ココナッツオイルはどうですか。

屋比久　ココナッツオイルは、ココヤシの種から採れる油です。ココヤシの果実の種は大きくて、その中に胚（芽になる部分）を育てる胚乳があります。この胚乳を圧搾して、油を取り出します。ココナッツオイルの約6割は、飽和脂肪酸の中鎖脂肪酸ですが、キロミクロンをつくらず、そのまま肝臓へ運ばれて速やかにエネルギー源となって代謝されるため、糖質制限食の人たちに人気なのは、この中鎖脂肪酸が肝臓で大量のケトン体を産生するからです。

秋野　中鎖脂肪酸が直接肝臓に運ばれてエネルギーに変換されることから、中性脂肪にはならずに、体脂肪として体内に蓄積されにくいと考えられます。

屋比久　そうですね。脂質なのに、ダイエットにもいいんですね。オイルはそのまま飲んだり、コーヒーに入れてもいいですし、酸化されにくく熱にも強いので、調理にも使えます。私はカレーをつくるときによく使いますが、甘い香りと油分があるので、コクが出ますね。購入するときは、中鎖脂肪酸の含有量を見て選ぶといいでしょう。

秋野 中鎖脂肪酸の可能性として、ＭＣＴオイルという１００％の中鎖脂肪酸オイルがあります。日本てんかん学会の大澤真木子前理事長との取り組みのなかで小児のてんかんで治療が困難な症例に、ケトン食療法が有効であり、ともに推進した結果、平成28（２０１６）年の診療報酬改定において診療上の評価がなされました。てんかん診療においてもケトン体をつくることができるＭＣＴオイルなどが上手に活用されそうです。

屋比久 ＭＣＴオイルの原料として、ココナッツオイルが使われているようですね。ＭＣＴオイルは体脂肪に蓄積しにくく、ケトン体がつくられるのを促してくれる希少価値の高い油ですね。最近ではダイエットやアスリートの強い味方として人気を呼んでいますね。

おすすめの油③小麦胚芽油

秋野 屋比久先生は、小麦胚芽油もすすめていらっしゃるそうですね。

屋比久 はい。ビタミンＥ（トコフェロール）は小麦胚芽油から発見されましたが、小麦胚芽油にはＤ型と呼ばれる天然トコフェロールがバランスよく含まれています。合成されたものより、体内の活性がとても高いといわれます。

秋野　小麦の粒のうち、発芽に必要な栄養となる「胚乳」が小麦粉となり、芽となる胚芽から油が採られます。米ぬかからビタミンB_1が発見されたように、小麦のぬかである胚芽にもビタミンB類などが豊富です。

屋比久　それだけではないんですよ。リン脂質となって細胞膜や生体膜を構成したり、プロスタグランジンの材料になったり、運動時におけるスタミナや持久力の増強、血中コレステロールの減少、酸素利用の改善など、さまざまな作用が報告されています。1960年代に入って、小麦胚芽油に含まれる「オクタコサノール」という物質の作用であることが、米イリノイ大学のトーマス・クレイトン博士の研究によってわかってきました。

秋野　オクタコサノールについて教えてください。

屋比久　オクタコサノールは渡り鳥の栄養源として有名で、海を渡るスタミナ源ともいわれているそうです。リンゴやブドウなどの植物ワックスから発見された成分で、アルコール類に属します。サトウキビ、ブドウやリンゴの皮、米ぬかなどにも含まれていますね。

秋野　サトウキビ茎皮のワックス成分がオクタコサノールであるからこそ、沖縄の黒糖にはその生成中に茎皮から混入するオクタコサノールが含まれているのですね。植物の力を感じます。植物ワックスは果実だけでなく、葉っぱや種や花や茎の表面を覆っていますから、渡り鳥はそういうものをついばんで、エネルギー源にしていたのでしょうか。

おすすめの油④スクアレン

屋比久　植物油ではありませんが、私たちの体に足りない油脂としておすすめしたいのが、スクアレンです。スクアレンは深海ザメの肝臓から取った油（肝油）の成分です。深海ザメの肝臓は体重の4分の1もあって、その8割以上が油ということですからすごいですね。

秋野　サメは軟骨魚類で鰾《うきぶくろ》をもちませんから、肝臓に低比重の油を蓄えて浮力を得ています。その油の成分ということですね。

屋比久　これを発見したのは、東京工業試験所に勤めていた辻本満丸さんという科学者です。深海ザメは深い海の底に棲んでいますが、それでも酸素不足にならないのは、スクアレンが酸素をいっぱい含んでいるからです。スクアレンは$C_{30}H_{50}$という分子式をもつ不飽和炭化水素です。不飽和すなわち飽和されておらず、常に水素を求めています。これが水（H_2O）から水素を奪うと、酸素が発生します。この酸素を全身のエネルギー源にして、生きているといわれています。

秋野　かつては、肝油ドロップが身近だったと聞いています。

屋比久　肝油ドロップはサメだけでなく、タラやエイの肝油も使っていたようですね。スクアレンだけでなく、ビタミンAやDも豊富に含まれていますからね。さらに、ω3不飽和脂肪酸をたくさん含んでいて、血液をサラサラにしてくれます。そのほか、抗酸化作用や免疫増強作用なども報告されています。近年はがんへの作用が注目されていますね。がん細胞は、DNA遺伝子に酸素が届かず、酸欠状態で凶暴化して生き残った細胞だとある科学誌の記事を読んだことがあり、なるほど、だから心臓にはがんはできにくいのだな、とうなずくことができました。ですから、予防のためにも、血流をよくし、60兆個の細胞一個一個にきれいな血液を届けることが基本ではないかと思うのです。

秋野　がんについては、ω6脂肪酸の摂取が増加することで、ベースとして慢性炎症が増強することを懸念しています。乳がんについての懸念は本章で後述します。また、胃がん予防のためのピロリ菌除菌の保険適用実現の意義は、ピロリ菌を原因とする慢性炎症ががんを起こしたという事実であり、ピロリ菌を除去して慢性炎症を治療し、胃がんを予防しようとする取り組みなのです。

屋比久　がんの患者さんには、さまざまなアプローチが必要だと思います。

秋野　肥満もNASHも脂肪組織の慢性炎症と捉えるならば、脂肪細胞の機能不全がさまざまな合併症を引き起こしていることを考えなくてはなりません。

屋比久　スクアレンはヒトの体内でも生成されますが、加齢とともに減少していきます。また、食事から摂るのは難しいので、サプリメントで摂るのがいいと思います。

秋野　今までの屋比久先生のお話をまとめると、油を選ぶときの原則は、次の3点になるのではないでしょうか。①植物性油脂については低温下で圧搾の工程でつくったものが望ましい。②α-リノレン酸を多く含むω3不飽和脂肪酸の油脂を加熱せずに使う。③加熱するときはオリーブ油、ココナッツオイル、ラードなど、熱に強いものが望ましい。一方で、摂ってはいけない油脂はあるのでしょうか。

控えたいトランス脂肪酸

屋比久　先ほども申し上げましたが、人工的につくった油脂にはトランス脂肪酸が多く含まれています。その代表が、マーガリンとショートニングですね。

秋野　トランス脂肪酸は、反芻動物の腸内細菌によってつくられる脂肪酸で、牛、馬、羊、山羊などの肉や乳脂肪中に含まれますが、これらは天然のトランス脂肪酸です。マーガリンやショートニングは自然の状態では存在しないトランス脂肪酸です。不飽和脂肪酸の二重結合に高温・高圧をかけて水素原子を結合させ、飽和脂肪酸に変換してしまいます。すると、液体だった不飽和脂肪酸が半固形か、固形化します。こうして人工の飽和脂肪酸にすると、油は酸化しにくくなって日持ちがよくなり、商品として長持ちさせることを狙っているのです。これがトランス脂肪酸です。

屋比久　日本には、動物性油脂は体に悪く、植物性油脂は体によいという考え方がありました。そこから、動物性油脂の代わりに、植物性油脂を使ったマーガリンがつくられるようになったのでしょうか。原料はサラダ油で、ここに水素添加して固形化し、バターに似せたものをつくったのですね。ショートニングも、マーガリンの兄弟分みたいなものです。水素添加した脂肪の分子を顕微鏡で覗くと、プラスチックの分子にそっくりだそうですね。脂肪専門の研究者たちは、「オイルをプラスチック化する」という言葉を使っています。現在、広く行われている製油法の過程では、トランス脂肪酸という狂った脂肪分子ができてしまうといわれています。これは、脂肪の分子の中の炭素と水素の結びつきに変化が生じたためにできる脂肪酸ですね。

秋野　そうです。トランス型というのは、不飽和脂肪酸の二重結合に水素を結合させたときの型をいいます。天然の不飽和脂肪酸のほとんどは、二重結合部分が「シス型」といって、炭素に対して同じ側に水素が結合しています。ところがトランス脂肪酸は、炭素の二重結合をはさんで両側に水素が結合しています。農林水産省のウェブサイトにも紹介されている脂肪酸で比較してみましょう。**図26**に炭素数が18の不飽和脂肪酸、トランス脂肪酸、飽和脂肪酸を示しています。不飽和結合を9番目にもつオレイン酸の二重結合はシス型

図26　飽和脂肪酸と不飽和脂の構造

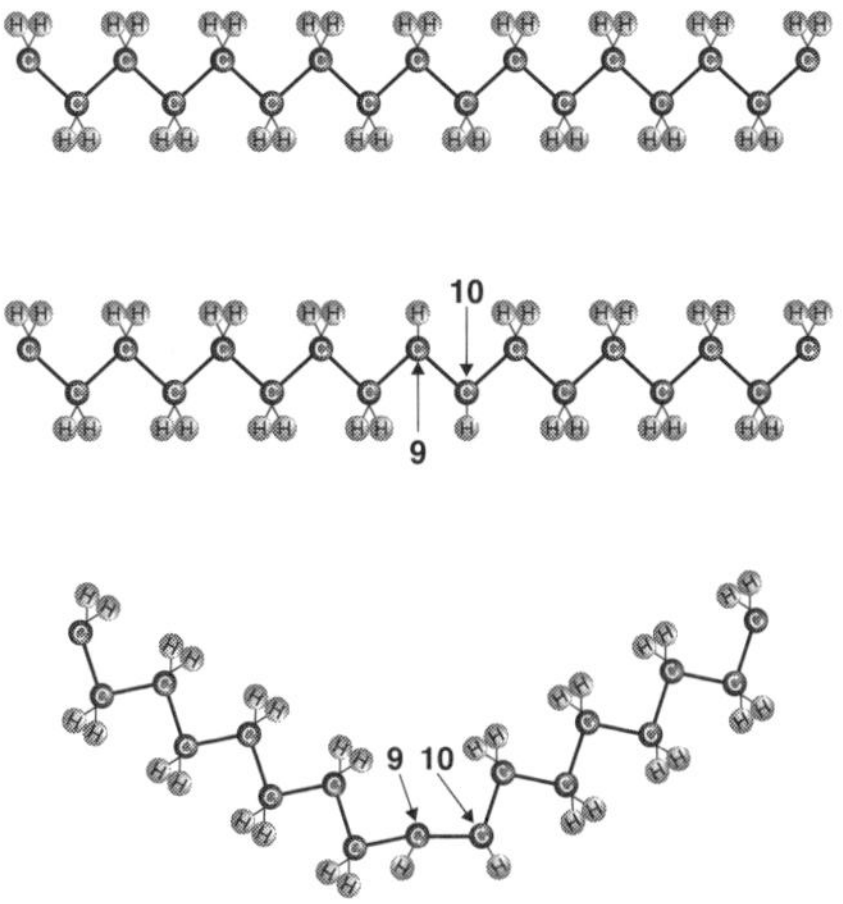

飽和脂肪酸
ステアリン酸（C18:0）
融点69.6℃

不飽和脂肪酸（トランス型）
エライジン酸（C18:0）(9-truns)
融点46.5℃

不飽和脂肪酸（シス型）
オレイン酸（C18:0）(9-cis)
融点13.4℃

であり、二重結合のところで屈折することで柔軟性をもっていることは**図21**（**121ページ**）でも説明してきました。この不飽和結合がトランス型となったトランス脂肪酸であるエライジン酸の立体構造は直線的で、飽和脂肪酸であるステアリン酸の立体構造に似ているだけでなく融点も似ています。そのため脂質としての柔軟性が失われ、脂質としての機能を果たせないのではないかと懸念されているのです。ちなみにシス（cis）は「同じ側、こちら側」、トランス（trans）は「横切る、かなたに」という意味です。

屋比久　このトランス脂肪酸は役に立たないばかりか、体に害を及ぼす悪玉脂肪酸です。細胞膜に入り込むと、細胞膜の機能や細胞の働きを狂わせて、体内でビタミンなどの栄養を食い荒らすといわれています。

秋野　トランス脂肪酸が入り込んだ細胞膜の機能は落ちていることが懸念されます。

屋比久　欧米各国では、すでに使用が規制されています。WHO（世界保健機関）では平成15（2003）年にトランス脂肪酸の摂取量を「総エネルギーの1％未満に留めるべき」という指針を出しています。この勧告によってデンマークやアメリカ、カナダなどで使用の規制が行われるようになり、カナダは平成29（2017）年、アメリカは平成30（2018）年にトランス脂肪酸の全面禁止を発表しました。EU諸国や南米、オーストラリア、韓国など、さまざまな国がこうした流れに追随して、何らかの規制が行われています。

秋野　米国の規制については、トランス脂肪酸の食品への添加が禁止されたのではなく、硬化油脂または部分水素添加油脂が禁止されることになります。我が国の対応については、食品安全委員会が平成24（2012）年3月に公表した「食品に含まれるトランス脂肪酸評価書」によると、日本人のトランス脂肪酸の平均的な摂取量を、平均総エネルギー摂取量の約0・3％と推定しており、「日本人の大多数がエネルギー比1％未満であり、また、健康への影響を評価できるレベルを下回っていることから、通常の食生活では健康への影響は小さいと考えられる」と結論しましたが、我が国においては0～1歳男性においてトランス脂肪酸の摂取が総エネルギーの1％を超えているとするデータは気になるところです。

屋比久　トランス脂肪酸は、サラダ油、マーガリン、ファットスプレッド、ショートニングだけでなく、いろいろなものに入っています。植物油脂でも製造過程でつくられることがありますし、クリーム類、ビスケットやクッキー、スナック菓子などにもたくさん含まれていますね。ショートニングは、パンや焼き菓子にバターの代わりに使われていますから、気を配っていただきたいですね。しかし、日本では規制どころかトランス脂肪酸の使用量の表示が義務づけられていないということですから、困ったものです。

秋野　消費者庁は、平成23（2011）年2月に、「トランス脂肪酸の情報開示に関する指針」を定めて、事業者に対してトランス脂肪酸を含む脂質に関する情報を自主的に開示する取り組みを進めるよう求めています。

誤解されているコレステロール

屋比久　脂質の中で触れておきたいのがコレステロールです。コレステロールには「善玉」、「悪玉」があるといわれています。あえて「善玉」、「悪玉」という言い方をしましたが、本来、コレステロールを善玉、悪玉というふうに分けるのもおかしなことだと思います。どちらも体に必要なものだからです。

秋野　おっしゃるとおりだと思います。コレステロールは脂溶性で血液中に溶けませんから、リポタンパクという外側が親水性の物質をもつアポタンパク質と結合して、血液中を流れています。すべてのリポタンパク質はコレステロールを含んでいます（**１１５ページ図19参照**）。次に、善玉コレステロールといわれるＨＤＬコレステロールは全身の組織からコレステロールを肝臓に運び、悪玉コレステロールといわれるＬＤＬコレステロールは肝臓から全身にコレステロールを運びます。なお、ラッセル・ロス博士の「傷害反応仮説(response to injury theory)」を経て確立された「炎症説」によると、動脈硬化はコレステロールが血管壁に機械的に置いていかれることが原因ではありません。まずＬＤＬが機能低下した動脈の血管内皮に侵入することで動脈硬化プラークが形成されます。このプラークが堆積して、高血圧などの疾患が起こるわけです。そして何らかの刺激で血管内皮細胞が傷害を受け、その結果生じた活性酸素により酸化されたＬＤＬは、ＬＤＬ受容体に結合できず、細胞内に入れないでいるところを異物と見なされます。その後、白血球の一つである単球がマクロファージに分化して大量の酸化ＬＤＬを取り込んだ後に泡沫細胞に変化して、さらに慢性炎症が惹起されるのです。その後、コレステロールの塊だけが残ってプラークは成長していきます。さらに、血管中膜の平滑筋細胞も形質転換して内膜に遊

図27　動脈硬化における酸化LDLの関わり

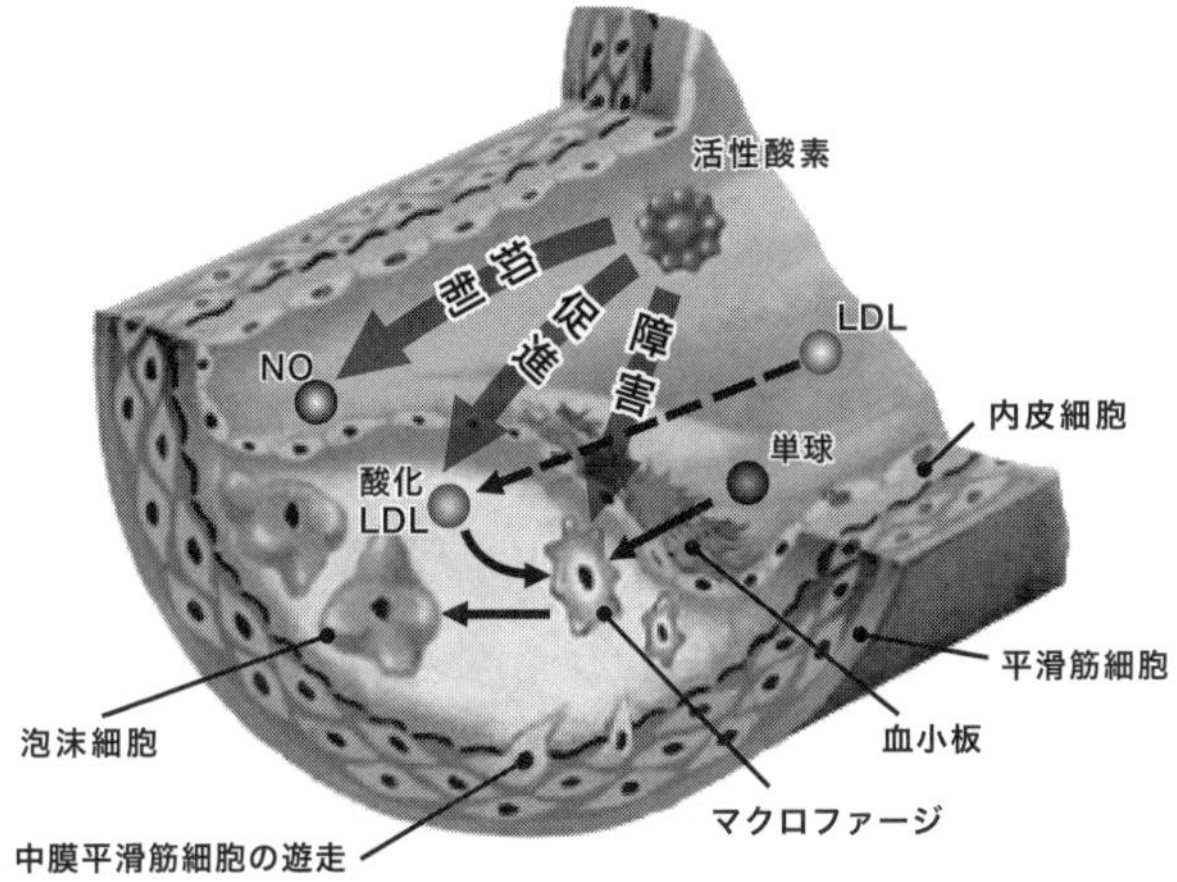

出典:「公益財団法人 日本心臓財団ウェブサイト」より引用

走して増殖していくことで動脈硬化は悪化していきます（**図27**）。繰り返しになりますが、ω3脂肪酸とω6脂肪酸のバランスが崩れて体内で慢性炎症が起きやすい状況となっていることや、肥満が脂肪組織の慢性炎症であることも含めて動脈硬化の背景が慢性炎症であることについて精査する必要があると思います。

屋比久　これまでの研究でＨＤＬコレステロールが高いほうが動脈硬化になりにくく、長寿だといわれてきました。ところが、平成22（２０１０）年に発表された「長寿のためのコレステロールガイドライン」（日本脂質栄養学会）によると、悪玉とされるＬＤＬコレステロールも、低い人より高い人のほうが長寿だそうです。コレステロールが低いほどがんによる死亡率が高くなるという発表もありますから、ＬＤＬコレステロール悪玉説は必ずしも正しいとはいえませんね。

秋野　ＨＤＬやＬＤＬといっても、その分類においてはそれぞれに含まれるコレステロールに差はありません。ＬＤＬが冠動脈疾患に正の相関があり、ＨＤＬが負の相関があることが見出されたのも、動脈硬化の原因として、本当の悪玉はＬＤＬ自体ではなく、ＬＤＬを酸化した慢性炎症など、酸化を起こす状態だったということかもしれません。

屋比久　そもそもコレステロールの８割は肝臓でつくられるといわれていますね。食品から産生されるのは、２割にすぎません。コレステロールは細胞膜をつくる成分の一つで、性ホルモンもステロイドホルモンもビタミンＤの前駆物質もコレステロールからつくられます。ビタミンＤは、がんを予防する効果が注目されています。ですから、食事を制限してコレステロールが不足すれば、肝臓に負担がかかってしまいます。

秋野　細胞膜においてもリン脂質とリン脂質の間をコレステロールが埋める大事な働きがあることを思い出してください（**１１１ページ図15参照**）。そういえば、屋比久先生は卵を一日３個食べるようにすすめておられると聞いています。

屋比久　卵を食べるとコレステロールが上がるというのは大きな間違いです。

秋野　実際に食事から摂られるコレステロールは一日約０・５ｇとされており、肝臓が胆汁酸やステロイドホルモンなどを生成する必要がありますので、一日に1・5〜2g必要とされています。食べ物から採るコレステロールでは足りないことをよく考えなくてはなりません。

屋比久　その間違いの元は、ロシアのアニチコフという医学生が行った実験にあります。1908〜1910年にかけて、アニチコフは自分の飼っているウサギに卵などの動物性タンパク質を大量に与え、コレステロールの量を調べました。すると血中コレステロール値が異常に上がり、動脈にコレステロールの沈着と硬化を発見したのです。この実験から、卵を食べるとコレステロールが上がるという説が世界中に流れ、100年以上経った今でも信じられているのです。しかし、この実験自体が間違いだったのではないでしょうか。ウサギはだれもが知るように草食性動物です。それなのに大量の卵を与えたら、コレステロールが上がるのは当然といえるでしょう。

秋野　実際に卵はコレステロールを400〜500mg／100gと豊富に含有していますので、このこともミスリードしているのでしょうか。

屋比久　はい。卵にはたしかにコレステロールが多く含まれていますが、卵の黄身にはその数倍のレシチンが含まれています。レシチンの中のケファリン（エタノールアミン）という成分に、コレステロールを分解する作用があるので、コレステロールの高い人ほど、卵を食べていただきたいと思いますね。

秋野　よく主治医の先生にご相談してほしいと思います。コレステロールを分解することも合目的があることでしょう。コレステロールの多くは食事由来のものよりも、肝臓で脂肪酸がβ酸化されて切り出されたアセチルCoAを原料としてつくられるほうが多いのです。そもそも体が必要とするコレステロールを主に肝臓が合成しているという視点をもつならば、体にはコレステロール値を一定に保とうとする仕組みがあると考えるのが自然かもしれません。飽和脂肪酸の摂取が血中コレステロール値を上昇させると控えてきたことも、さらに植物油脂に切り替えてきたことも落ち着いて考える必要があるように思えます。

調理の温度や食べ方も大事

屋比久　沖縄でも本土でも、脂質の摂取量が増えてきたのは昭和35（1960）年以降ですね。その頃から、油を使った料理や揚げ物が多くなっています。

秋野　戦後すぐの日本人の脂質摂取量は、一日20g以下でした。1960年以降急速に増えて、終戦直後の3倍くらいになっていますね。とくにω6脂肪酸は一日5～6gだったのが14～15gに増えています。平成23～28（2011～2016）年では全年齢とも変動はありますが、ω6系脂肪酸は増加傾向にあり、ω3脂肪酸の摂取は横ばいか、やや減少傾向です。体内で競合的に機能すると考えられてきたω3脂肪酸とω6脂肪酸のバランスが崩れています。

屋比久　沖縄では、お肉といえば豚肉でしたから、豚油（ラード）もよく使っていました。ラードはいかにも体に悪そうですよね。実際に体に悪いといわれて、ラードはサラダ油などの植物性油脂に置き換えられてきました。でも、むしろ植物性油脂のほうが酸化されやすく、加熱による酸化が問題ではないでしょうか。

秋野　飽和脂肪酸の摂取量が増加した一方で、飽和脂肪酸からω6不飽和脂肪酸に置き換えられてきたといえましょう。さらに、食用加工油脂の使用量のデータを見ると、ラードの使用量はこの20年間で8万2270ｔから2万3571ｔに激減しています。一方で、ショートニングは19万6070ｔから24万9887ｔに増加しており、トランス脂肪酸の摂取が増加しています。

屋比久　動物性油脂が植物性油脂に置き換わったのは過去のことだと思っていましたが、今なお続いているんですね。

秋野　はい。とくに沖縄においては飽和脂肪酸が多いラードからω6不飽和脂肪酸であるリノール酸に置き換えられてきた事実は、繰り返しになりますが今後よく考えていかなくてはならないことです。また、トランス脂肪酸は不飽和脂肪酸に水素添加を行った人工油脂です。先ほども図示してご説明しましたが、脂質としての機能について考える必要があります。すなわち脂質摂取についての問題は、摂取量とともに、脂質の種類と摂り方だと思います。

屋比久　そうですね。新鮮なリノール酸はいいのですが、使い古しのリノール酸が体に悪いということを知っていただきたいですね。

秋野　そうでしょうか。私は日本人が摂取するω6脂肪酸はリノール酸がほとんどであることを考えると、もはやリノール酸の摂取量について見直してもいいのではないかとあらためて思います。それは、平成11（1999）年に定められた第6次改定栄養所要量では、ω6脂肪酸とω3脂肪酸の摂取比を4：1程度に、飽和脂肪酸：オレイン酸：多価不飽和脂肪酸の摂取比をおおむね3：4：3を目安とするとされていますが、平成17（2005）年以降の日本人の食事摂取基準においてはω3系脂肪酸の生理作用についてω6脂肪酸との競合だけで生じるのではなく、ω3脂肪酸のもつ独自の生理作用との考えから、年齢ごとに目標値を定めています。

最新の2015年版によるとω3脂肪酸とω6脂肪酸の摂取基準の目安量については、18～29歳においては2g：11g、30～49歳においては2・1g：10g、50～69歳においては2・4g：10g、70歳以上においては2・2g：8gと、摂取量の中央値が示されています。ここで何よりも注目すべきは、この2015年版においては、リノール酸過剰摂取で認められた乳がん罹患や心筋梗塞罹患の増加がリノール酸の酸化しやすさと炎症作用が原因かもしれないと分析されており、早急な解析が望まれます。

屋比久　油自体の酸化という問題もありますが、調理によって油が酸化するという問題もありますね。

秋野　そうです。それぞれの沸点を超えて炒め物や揚げ物に使うと、油が変性してしまうことに留意してください。

屋比久　不飽和脂肪酸で加熱して酸化しにくいのは、オレイン酸だけですね。

秋野　だからといってオレイン酸に単純に置き換えていいとはいえません。むしろ過剰に摂取しない前提で飽和脂肪酸に置き換えることも含めて検討することが大事かと思います。

屋比久　また、油を使った食品の酸化も問題ですね。天ぷら、フライ、から揚げなどは、揚げてから時間が経てば経つほど、酸化していきます。

秋野　しかも、何回も使い回した油で揚げると、揚げ油自体が酸化してしまいます。加熱に対する強さの指標としてそれぞれの油の沸点を知っていただくことも重要でしょう。私は平成29（2017）年3月21日の参議院消費者問題に関する特別委員会にて、「植物油脂の表示について詳細に消費者に伝えるべきではないか」と表示の拡大を求めました。松本純国務大臣の答弁は「食品の表示の義務化にあたっては消費者のニーズと事業者の実行可能性を踏まえる必要性がある」ことに触れたうえで、私の提案を踏まえて、「植物油脂の表示について、消費者意向調査等を通じて消費者のニーズを把握するとともに、関係者への意見聴取を行う」との前向きな答弁でした。油脂の種類まで表示の義務化が叶ったならば油脂の特徴を踏まえた使用がより可能となります。

屋比久　新しい油で揚げて、揚げたらすぐに食べる。油は使い回ししない。そういう配慮が必要ですね。沖縄は共働きが多いので、お惣菜を買って帰る若い夫婦が多いです。それがとても心配ですね。

秋野　新鮮な食材の必要性と、抗酸化食品の必要性が出てきますね。

屋比久　そうですね。次章で詳しくお話ししていきましょう。

第4章

老化や病気を招く酸化ストレス

活性酸素の話

活性酸素とフリーラジカル

秋野　第3章では、不飽和脂肪酸の摂取についてバランスを取ることや、食材において油脂の酸化に気をつけることを話し合ってきました。一方で、酸化を通してエネルギー代謝が行われていることも話しました。これからは酸化とは何か、体にとって何がよくないのか、どう対処していけばいいのかについて、話を進めていきたいと思います。

屋比久　そうですね。酸化した油が体によくないことはよく知られるようになりましたが、なぜよくないかということについては、ご存じない方も多いと思います。それをとてもわかりやすく示した研究があるんですよ。アメリカのデナム・ハーマン博士が行った研究ですが、博士はネズミを2つのグループに分けて、Aのグループには不飽和脂肪酸を、Bのグループには飽和脂肪酸を与え、どちらのネズミの寿命が長いかを調べたのです。結果は、飽和脂肪酸を与えたBのグループのネズミのほうが長く生きました。Bのネズミの平均寿命は、Aのネズミの2倍も長かったのです。このことから、酸化されやすい不飽和脂肪酸を食べると短命になるという、恐ろしい事実が浮かびあがったのです。これが、今も多くの人に支持されている「ハーマンの老化学説（ラジカル老化説）」です。

秋野 エネルギー産生においては、どうしても副産物として活性酸素ができてしまうわけですが、それらが過剰になると、酸化ストレスが体にかかってくることになります。そこで、ビタミンCやビタミンEなどの抗酸化作用がある食品や化粧品などが流行しています。

屋比久 そうです。フリーラジカルというのは活性酸素の一種ですが、これが老化の主原因で、フリーラジカルを消す抗酸化物質を摂れば、老化を遅らせることができると博士はおっしゃっています。不飽和脂肪酸は、酸化されることによってフリーラジカルを発生させ、それが生体を傷つけて老化を促進させることを、博士は50年以上も前に発見されたのです。

秋野 フリーラジカルと活性酸素は必ずしも同じものを指しているわけではありません。まずは、言葉の確認からしましょうか。「活性酸素」や「フリーラジカル」とは何かということに触れましょうか。

屋比久 そうですね。フリーラジカルは、非常に不安定で活性の高い化学物質で、「ラジカル」とか「遊離基」とも呼ばれています。物質の最小単位である原子には原子核があって、核のまわりの軌道を電子が回っています。この電子が対になっていれば原子は安定していますが、対になっていない不対電子では非常に不安定です。フリーラジカルは、不対電子をもつ不安定な原子団で、ほかの原子から電子を奪って安定しようとします。そのた

図28　酸化の仕組み

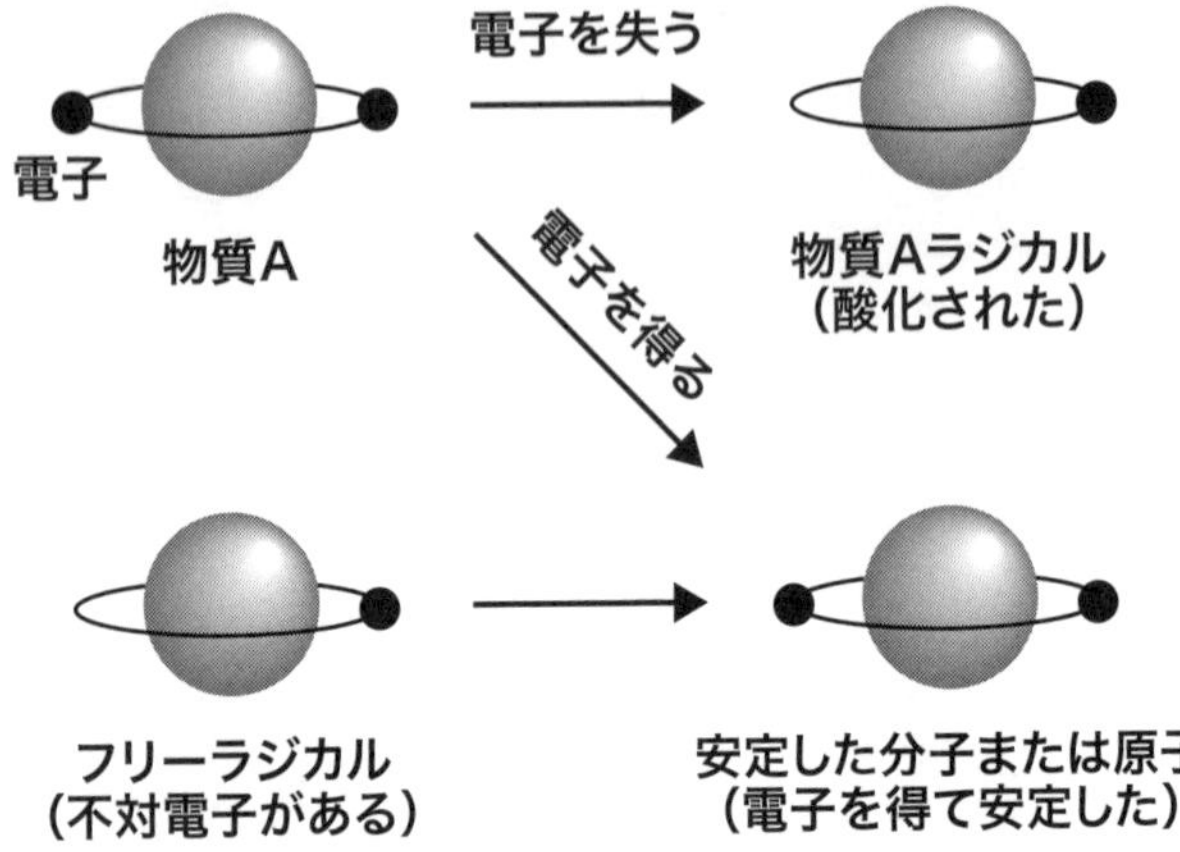

めとても活性が高く、それが酸化という破壊活動として現れるので、一般に有毒であるといわれますね。フリーラジカルに電子を奪われて、電子が1つ欠けた分子が次々に酸化されることで分子が不安定な状態になります（**図28**）。

秋野　「酸化」という言葉も再整理しましょうか。第1章のエネルギー代謝のところでは、酸化とは、酸素と結合することだけではなく、H^+を渡して変化していく過程と捉えてきましたが（**55ページ図6参照**）、ここでの「酸化」はH^+に限定せず、ある原子または分子が電子を失うと、その物質は「酸化」されたといい、電子を得ると、「還元」されたといいます。フリーラジカルはほかの原子や分子から電子を失わせますの

図29　フリーラジカルによる酸化の連鎖反応

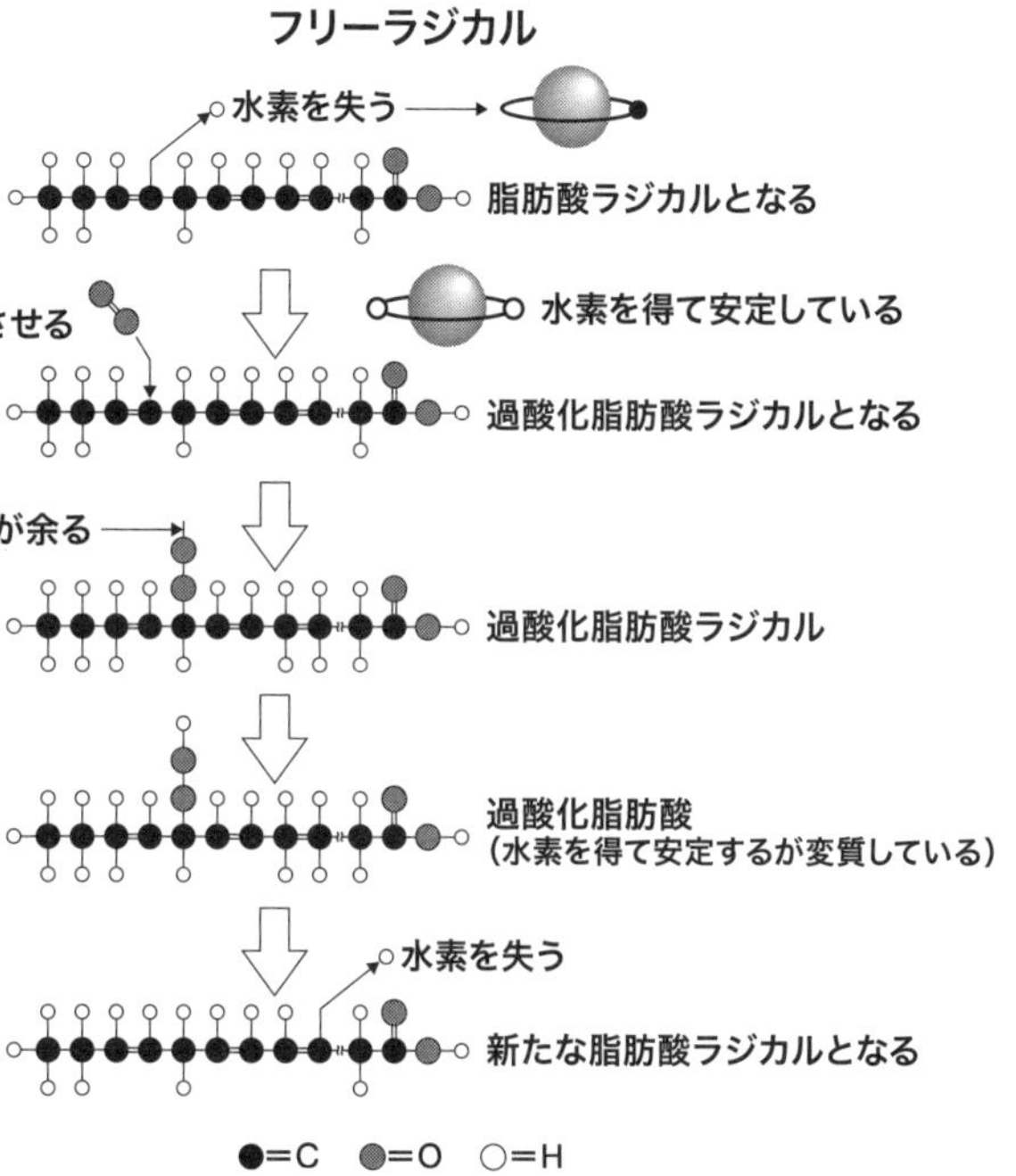

で、物質を酸化する力が強い分子ということになるのです。

屋比久　不飽和脂肪酸が活性酸素によって酸化されると、過酸化脂質をつくります。そのとき同時にラジカルが発生して、さらに酸化反応が進んでいきます。

秋野　はい。ちょっと複雑なのですが、**図29**をご覧ください。まず①不飽和脂肪酸がフリーラジカルに水素を奪われて酸化されます。次に②水素を失って不安定となった不飽和脂肪酸ラジカルは自らが安定しようと酸素分子と反応して過酸化不飽和脂肪酸ラジカルとなります。しかしながら、③酸素の手が1つ余っているので、別の不飽和脂肪酸から水素原子を奪って自らは過酸化脂肪酸となって安定するのですが、H^+を奪われた不飽和脂肪酸は新たな不飽和脂肪酸ラジカルとなり、このサイクルが進行し続けます。その結果、劣化した過酸化不飽和脂肪酸がどんどん蓄積されていくのです（**図29**）。

活性酸素はエネルギーをつくるたびに生まれる

屋比久　活性酸素は、酸素を含む物質のなかで活性が強いもののことですね。活性酸素についてもう少し詳しく説明していただけますか。

秋野　活性酸素は酸素から生まれるもので、通常の代謝・エネルギーの生成の過程で発生します。活性酸素にはスーパーオキシド、ヒドロキシルラジカル、過酸化水素、一重項酸素の4種類があります（**図30**）。エネルギー産生の過程において解糖系やTCA回路で生じたH^+が、電子伝達系においてミトコンドリアの中で酸素と反応し、ATPが生じる過程で1～2％の酸素が活性酸素に変わります。

屋比久　呼吸で得た酸素を使ってエネルギーをつくり出す反応が酸化であり、全身の細胞

図30　ミトコンドリア内での活性酸素の働き

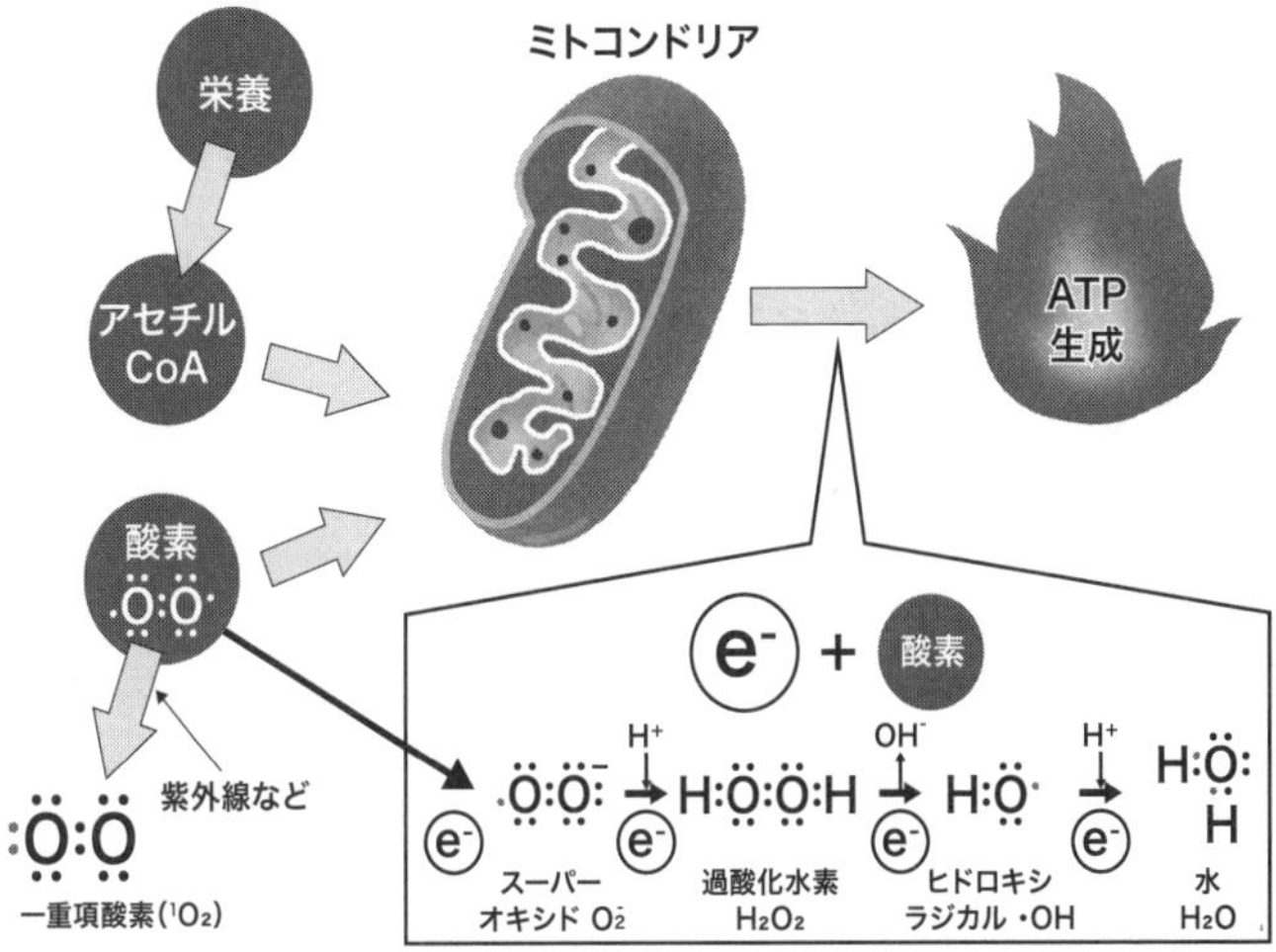

のミトコンドリアからATPをつくるたびに、活性酸素が産生されているのですね。

活性酸素の種類

秋野　はい。ミトコンドリアで活性酸素が発生する過程を**図30**に示します。酸素は一分子にペアになっていない不対電子を2つもっていますが、とても安定しています。まず、酸素分子に電子が1つ入ってきて、最初に発生する活性酸素がスーパーオキシド（O_2^-）です。不対電子をもちますからフリーラジカルです。スーパーオキシドが電子を受け取ってできた過酸化水素（H_2O_2）は、フリーラジカルではありません。過酸化水素を除去できないと、電子を受け取ってヒドロキシラジカル（・HO）が生成されます。ヒドロキシラジカルは不対電子をもちますからフリーラジカルです。このヒドロキシラジカルは最も反応性が高い活性酸素で、まわりの高分子を連鎖的に酸化します。それ以外にも、紫外線を浴びたときに皮膚で発生する一重項酸素がありますが、これは酸素に近く2個の不対電子が図のようにペアになってまとまっておりフリーラジカルではありません。細胞内で発生する4種の活性酸素のうち、スーパーオキシドとヒドロキシラジカルが、不対電子をもつフリーラジカルです。

屋比久　フリーラジカルの活性酸素と、フリーラジカルでない活性酸素の違いはなんですか。

秋野　フリーラジカルは電子が対になっていない不安定な原子ですから、ほかの物質から電子を奪って安定した状態になろうとするわけですが、そのラジカル反応は連鎖的に起こり、脂質なども酸化してしまうことから影響が大きくなります。一方、不対電子をもたない活性酸素はほかの物質を酸化する力はあっても、反応に拡がりはありません。

活性酸素と抗酸化酵素

屋比久　でも、活性酸素は本来、体にとって必要なものですよね。それが過剰になってしまったから、いろいろな悪さをするのですね。

秋野　大事な役割もあります。食細胞のなかには、病原体の処理のために活性酸素を産生するものもあります。たとえば、好中球やマクロファージなどの白血球が、体内に侵入してきた病原体などの異物を貪食し、自らの中に取り込んでも、増殖しようとする病原体を過酸化水素を発生させて分解します。

屋比久　過酸化水素を薄めた水溶液が、消毒に使うオキシドールですね。

秋野　オキシドールは３％水溶液ですから、過酸化水素には強い殺菌力があることがわかります。

屋比久　体内には、活性酸素が過剰にならないように、活性酸素から生体を守る酵素がありますね。スーパーオキシドディスムターゼ（ＳＯＤ）やカタラーゼ、グルタチオンペルキオシダーゼなどの酵素です。これらの酵素や、抗酸化作用をもつ微量栄養素は、体内の廃品回収業者にたとえられて、「スカベンジャー」と呼ばれていますね。

秋野　ＳＯＤはスーパーオキシド（$O_2^{\cdot -}$）を過酸化水素（H_2O_2）と酸素に分解する酵素です（$2O_2^{\cdot -} + 2H^+ \rightarrow H_2O_2 + O_2$）。亜鉛、セレン、マンガンが補助因子として働いていることも重要で、活性中心に銅を含むＳＯＤ１は細胞質に、亜鉛を含むＳＯＤ３は細胞外に、マンガンを含むＳＯＤ２はミトコンドリアに局在しています。

屋比久　ミトコンドリアで発生した活性酸素やラジカルを中和してくれるのですね。

秋野　**図30（167ページ）**を見ながら順番にご説明します。まず、ミトコンドリアで発生したスーパーオキシド（$O_2^{\cdot-}$）がＳＯＤで処理され過酸化水素（H_2O_2）と酸素に分解されます（$2O_2^{\cdot-} + 2H^+ \rightarrow H_2O_2 + O_2$）。次に、過酸化水素はカタラーゼによって酸素と水（$2H_2O_2 \rightarrow 2H_2O + O_2$）に分解されます。またグルタチオンペルオキシダーゼはグルタチオン（GSH）を用いて過酸化水素を酸素と水に（$H_2O_2 + 2GSH \rightarrow 2H_2O + GSSG$）、さらに過酸化脂質（ROOH）を水とアルコール（ROH）に分解します（$ROOH + 2GSH \rightarrow ROH + GSSG + H_2O$）。ここで過酸化水素を除去できないと、ヒドロキシラジカルへの反応が進みます。たとえば過酸化水素が鉄を酸化させると（$H_2O_2 + Fe^{2+} \rightarrow \cdot OH + OH^- + Fe^{3+}$）、ヒドロキシラジカルを発生させます。

屋比久　酸化力が最も強いヒドロキシラジカルを除去できる酵素は、体内にはないということですね。

秋野　そうです。スーパーオキシドはＳＯＤによって、過酸化水素はカタラーゼやグルタチオンペルオキシダーゼといった抗酸化酵素によって消去できますが、ヒドロキシラジカルを消去する有効な抗酸化酵素はありません。

屋比久　そのこともあって、ヒドロキシラジカルが最強の活性酸素と怖れられているのですから、この目的に叶うビタミンＥ（α）やβカロテンの作用は、防衛手段として特筆されなければならないということですね。

秋野　はい。抗酸化食品を摂っていただくということになろうかと思います。なお、ＳＯＤ活性を、体重あたりの酸素消費量で割った値と寿命は比例するとされ、ほかの霊長類に比べると、ヒトのＳＯＤ活性は強く、だから寿命が長いのだといわれています。

屋比久　前述したハーマン博士もおっしゃっているように、活性酸素やフリーラジカルをどれだけ除去するかで寿命が決まるのですね。

酸化ストレスと抗酸化力のバランスを考える

秋野　ところが、ＳＯＤなどの抗酸化酵素は加齢とともに減少していきます。

屋比久　活性酸素は体内でつくられるだけでなく、酸化した食品、タバコ、農薬、食品添加物、紫外線や放射線、大気汚染物質、ストレスなど、さまざまなものから発生しますね。現代は、活性酸素の害にさらされやすい時代だといえます。

秋野　ＳＯＤの減少が代謝の低下による影響かも含めて丁寧に考えなくてはなりませんが、がんも生活習慣病も抗酸化機能の活性が低下する40代以降、急激に増えてきていることを考えると、酸化ストレスと抗酸化力のバランスが崩れてくることは一つの原因として考えるべきでしょう。動脈硬化については、酸化されたLDLコレステロールが原因になることを第3章でもお話ししてきましたが、LDLにはコレステロールだけでなく、酸化されやすい不飽和脂肪酸が含まれているため、**図29（165ページ）**で説明したように活性酸素やフリーラジカルにより酸化の標的となり、過酸化脂質に変質していきます。

細胞膜の酸化

屋比久　もう少し酸化についてお聞きしたいのですが、細胞膜はどのように酸化されるのですか。

秋野　細胞膜に含まれる不飽和脂肪酸が、ラジカルの発生により酸化されます**（165ページ図29参照）**。

屋比久　同時に、活性酸素に酸化されやすい。

秋野　あらためて、フリーラジカルが細胞膜中の不飽和脂肪酸と反応すると、脂肪酸ラジカルができて、それが酸素と容易に反応して過酸化脂肪酸ラジカルとなります。過酸化脂肪酸ラジカルがH^+を得て過酸化脂肪酸となって安定しても、酸素が入り込んだ別の脂肪

図31 ビタミンE・ビタミンCによる細胞膜の抗酸化

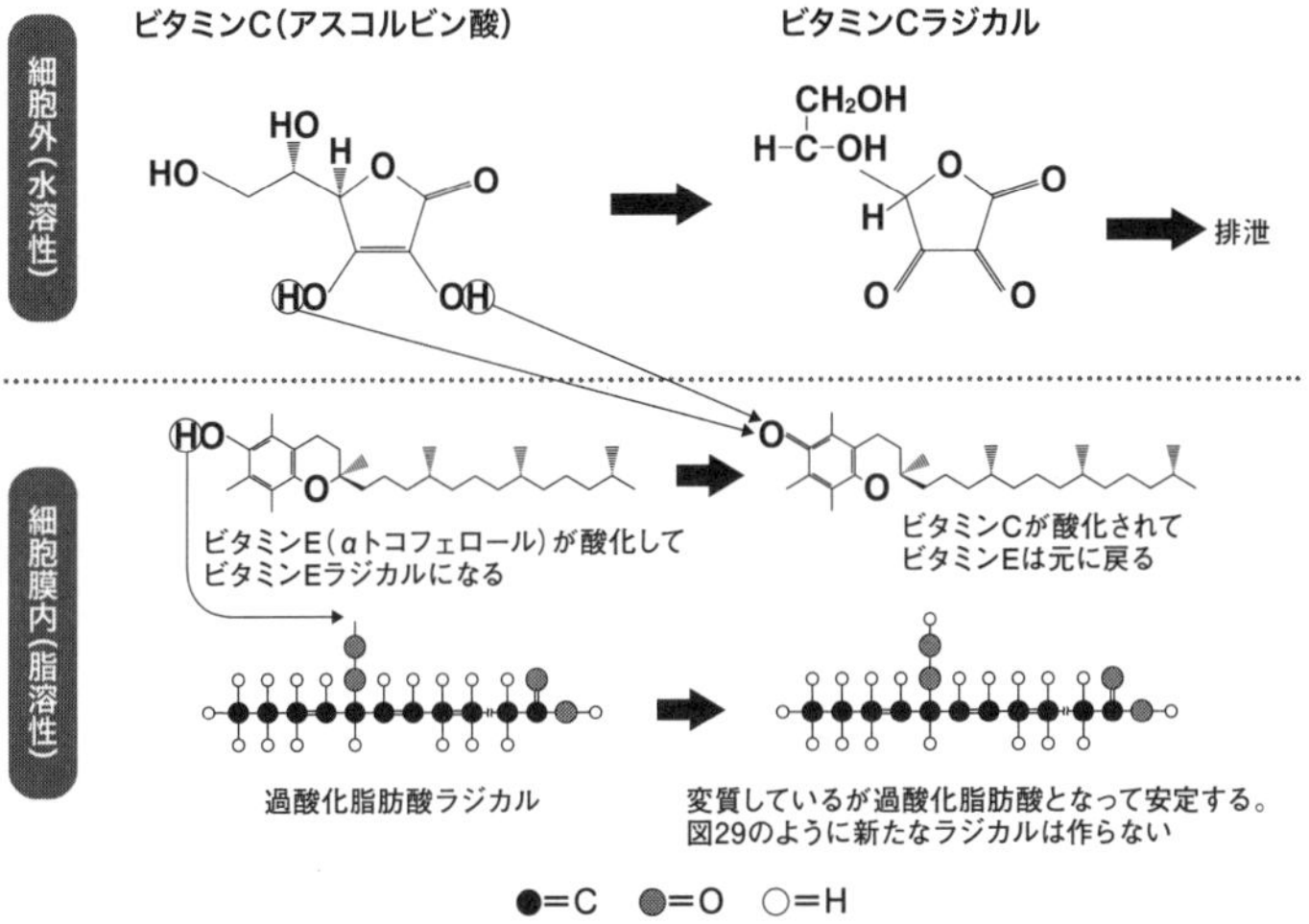

酸となっていますから、細胞膜の機能は低下します。さらに電子を奪われた新たな脂肪酸ラジカルが連鎖反応を起こしてほかの不飽和脂肪酸と反応をするのです（**165ページ図29参照**）。

屋比久 そのときに、脂溶性のビタミンEがあれば、酸化を防いで細胞膜を守ることができるのではないでしょうか。

秋野 ラジカル種と非ラジカル種が反応して連鎖反応を起こすと、ラジカルは新たなラジカル種を生成し続けます（**164ページ図28参照**）。よって生体は、フリーラジカルを捕獲してラジカル反応を停止させ、細胞膜を保護する抗酸化物質を働かせるのです。フリーラジカルを消失させるためにビタミンEがラジカル種に電子を渡して自らがビタミンEラジカルとなり、フリーラジカルによる脂質の連鎖的な酸化を阻止するのですが、このビタミンEラジカルも、ビタミンCより電子を受け取り、もとのビタミンEに再生されます（**図31**）。

屋比久　ビタミンEのことは後でお話ししたいと思いますが、もう一つお聞きしたいのが、脳の話です。脳はリン脂質が6割を占め、しかも体内の5分の1の酸素を消費していると前にお聞きしました。当然、酸化ストレスにさらされやすいですね。

秋野　おっしゃるとおりです。

屋比久　赤血球の細胞膜が酸化されるのと同じようなことが神経細胞でも起きている可能性があるということですね。血流不足、活性酸素、脂質のバランスなどで酸化ストレスが増大すれば、さまざまな病気の原因になります。LDLコレステロールの酸化や細胞膜の酸化だけでなく、酵素タンパクが酸化されると酵素が失活されますし、核酸が酸化されればDNAが傷ついて発がんのリスクが高くなります。年を取れば取るほど、抗酸化物質を補給しなければいけないということです。

スカベンジャーとして働く微量栄養素

秋野 それを、食品などから摂取する意義は大きいと思います。

屋比久 食品に含まれる微量栄養素のなかにも、スカベンジャーとして働くものがあります。抗酸化物質としてよく知られているのは、ビタミンC・Eといったビタミン類と、βカロテンやポリフェノールに代表されるファイトケミカルです。また、ミネラルにも抗酸化作用はあるんですよ。

先ほど秋野先生にお話しいただいたように、SODやカタラーゼ、グルタチオンペルオキシダーゼなどの酵素は、金属イオンをもっています。SODはマンガン、銅、亜鉛の酵素、カタラーゼは鉄酵素、グルタチオンペルオキシダーゼはセレン酵素です。これらのミネラルのなかで、とくに作用が強いのがセレンです。セレンは、ビタミンEの100倍の抗酸化活性をもつといわれています。セレン酵素のグルタチオンペルオキシダーゼは、グルタチオンを構成する含硫アミノ酸（システイン）の硫黄が、セレンに置き換わったものです。

また、ビタミンやファイトケミカルには水溶性のものと脂溶性のものがあって、水溶性の抗酸化物質の代表がビタミンC、脂溶性の代表がビタミンEやカロテノイドです。

秋野 体内にはビタミンCだけでなく、尿酸、アルブミン、ビリルビンといった水溶性の抗酸化物質もあります。尿酸はビタミンCなどを安定させます。尿酸の核酸に対する酸化防止作用がビタミンCよりも強いことを考えると、果たして尿酸が窒素化合物の排泄だけに働いているのかとも考えてしまいます。

話がそれましたが、これらは、細胞質や血漿中の水層のフリーラジカルを捕捉します。脂溶性のビタミンEは細胞膜の脂質層のフリーラジカルを捕捉します。また、カロテノイドは一重項酵素の消去を行っています。

屋比久　カロテノイドは植物がもっている赤や黄色の色素ですね。ニンジンやカボチャに含まれるβカロテンもカロテノイドの一種です。

秋野　沖縄の島野菜の一つである島ニンジンの黄色もカロテノイドの一種であるキサントフィルで、すぐれた抗酸化力があることで知られています。

屋比久　ビタミンEやβカロテンには一重項酸素だけでなく、ヒドロキシラジカルの防衛手段として働く作用もありますね。

秋野　個々の抗酸化物質について、もう少し詳しくお話をうかがっていきましょう。

ビタミンCとEを一緒に摂れば効果が倍加する

屋比久　まず、ビタミンCとEのお話からしましょう。ビタミンCは水溶性ビタミンですから水には溶けますが、脂肪には溶けません。ですから、脂溶性のビタミンEと協調して働くことが多いですね。とくに抗酸化では、CとEが相乗的に働きます。

ビタミンCは水の中で強い還元性を示して、スーパーオキシドやヒドロキシラジカル、過酸化水素などの活性酸素を消去します。また、ビタミンEにも強力な抗酸化作用がありますが、一つ問題があります。それは、ビタミンEが活性酸素を除去すると、自らがフリーラジカルになってほかのものを酸化しようとするのです。つまり、自分が活性酸素になってしまうのです。そのビタミンEに電子を与えて、再び抗酸化物質に再生させるのがビタミンCです。ですから、ビタミンEにとってCはなくてはならない存在で、この2つを一緒に摂ることで、ビタミンEの抗酸化作用をより長く活用できるのです。

秋野　不飽和脂肪酸の酸化を防ぐ意義は、細胞機能を守るためということです。ビタミンEは細胞膜を酸化ストレスから守る大事な栄養素ということですね。

屋比久　そうなんです。ビタミンEやβカロテンのような脂溶性抗酸化物質は、親水性の層に挟まれた脂質の層の不飽和脂肪酸の部分に入り込んで、細胞膜を酸化から守っていると考えられるのです（173ページ図31参照）。

秋野　細胞膜ばかりに触れていましたが、ミトコンドリアやゴルジ体やリソソームなどの細胞小器官も生体膜をもっていて、細胞膜と同じようにリン脂質などで構成されていますから、常に酸化ストレスにさらされています。

屋比久　細胞膜や生体膜の酸化を防ぐためには、不飽和脂肪酸を摂るときにビタミンEも一緒に摂るといいですね。それにプラスしてビタミンCを摂れば、細胞膜をしっかり守れる、ということではないでしょうか。

秋野　沖縄がかつて長寿県であったことを振り返るとき、主食であった芋にはビタミンCが多く含まれ、また今では身近となった沖縄のゴーヤやシークァーサーにビタミンCが豊富に含まれていることを思い出します。

注目の抗酸化物質、ファイトケミカルの摂り方

秋野　先ほどから出ているカロテノイドは、植物性の化学物質（ファイトケミカル）の一種ですね。クヮンソウ（アキノワスレグサ）をはじめ沖縄の伝統野菜にも含まれています。

屋比久　そうです。ファイトケミカルは、植物由来の化学物質です。紫外線や害虫などから自分自身を守るために植物がつくる物質で、強い抗酸化作用があります。

秋野　植物は移動できませんから自らの身を守ろうとするのでしょう。紫外線に対してはカロテノイド系色素、アントシアニン系色素、ポリフェノールなどが効果的です。沖縄の紫外線は強いので抗酸化物質の含有量が高いことがいわれています。一方で、虫に食べら

れないよう硫黄化合物など匂い成分や苦味成分も出します。

屋比久　よく知られているのが、ブドウやベリー類に含まれる紫色の色素のアントシアニン、スイカやトマトに含まれる赤い色素のリコピン、お茶の苦み成分のカテキンなどですね。アントシアニンとカテキンはポリフェノール、リコピンはカロテノイド、ワサビの辛味成分（イソチオシアネート）は、含硫化合物です。

秋野　従来の栄養素ではありませんが、特定保健用食品（トクホ）としてグァバ茶ポリフェノールが用途を血糖値関係として厚労大臣の許可を受けていたり、栄養機能食品においてはビタミンAの前駆体としてβカロテンが規格基準に位置付けられており、夜間の視力の維持と皮膚や粘膜の健康を維持するものとして栄養機能表示がなされています。また、生産工程の改良などでそれらの成分を高めた機能成分高含有農産物が農林水産省から認定されています。

屋比久　そうですね。どちらも従来の栄養素にはない働きをしています。ファイトケミカルの場合、その最大の働きが抗酸化作用でしょう。ポリフェノールは水溶性、カロテノイドは脂溶性なので、ビタミンCとEのように働く場所を棲み分けながら、協力して生体を酸化ストレスから守ってくれます（**173ページ図31参照**）。ですからどちらも、たくさん摂っていただきたいですね。

秋野　機能成分含有農産物として、ファイトケミカルについては高アントシアニン紫サツマイモ、高アントシアニン大豆黒大豆、高ポリフェノール甘藷若葉・茎葉、高ポリフェノール有色米、高ルテイン・高リコピントマトや高カロテノイドばれいしょ、高カロテンサツマイモなどが認定されています。高カロテンサツマイモはβカロテンを多く含むとされています。

屋比久　はい。抗酸化作用もβカロテンがいちばん強くて、最強の活性酸素といわれるヒドロキシラジカルの酸化ストレスから生体を防御する作用があるといわれています。

秋野　そうなんですか。ポリフェノールといえば、第3章で沖縄で最も生産量が多いウージ（サトウキビ）の茎皮のワックス成分がオクタコサノールであることに触れました。サトウキビにも多様なポリフェノール類やその誘導体が多く含まれています。また、少々古いですが、「フレンチパラドックス」といわれる赤ワインの話がありましたね。

屋比久　あれで赤ワインブームに火がつきましたが、赤ワインのアントシアニンには動脈硬化や血栓を抑制する作用があるので、たくさん飽和脂肪酸を摂っていても心疾患になりにくいのです。それを、フランスの人たちの食生活が証明してくれましたね。

秋野　フレンチパラドックスについては、赤ワインに含まれるポリフェノールが脂質の酸化を防いだということですが、数千種あるポリフェノールのどれが効いたのか、ワイン

表2　ファイトケミカルの種類と食べ物

種類	含まれる食べ物
アントシアニン類	ブドウ、ブルーベリー
イソフラボン類	大豆
フラボン類	パセリ、セロリ、ピーマン
フラバノール（カテキン）類	果実類、緑茶、カカオ
フラボノール類	ブロッコリー、タマネギ
フラバノン類	柑橘類の果皮
αカロテン	ニンジン、カボチャ
βカロテン	ニンジン、カボチャ、トマト
βクリプトキサンチン	ミカン、ホウレンソウ
リコピン	トマト、スイカ

として飲むことで効いたのかはっきりしません。ポリフェノール入りと表示された一般の食品もありますが、アルコール、脂質、糖質を含むものもあり、偏らないように注意してほしいと思います。

屋比久　ポリフェノールを摂るなら、ビルベリーというベリーがとってもいいんですよ。ブルーベリーの野生種で、アントシアニンの含有量が非常に多いのです。とくに毛細血管を守る「デルフィニジン」という成分が多いので、どんな人にもおすすめしたいですね。今は20代、30代の若い方でも毛細血管の流れが悪くなっているそうですよ。血流をよくするためには、アントシアニンだけでなくいろんな種類の抗酸化物質を摂って、血管の酸化ストレスを防ぐことが大事ですね。同じ抗酸化作用でも、ファイトケミカルによって作用が少しずつ違いますから。そのとき、先ほど申しましたように、水溶性と脂溶性のファイトケミカルをセットで摂るのが望ましいと思います**（表2）**。

秋野　そもそも野菜や果物に多く含まれているものですから、食事のバランスに気をつけることから始めてほしいと思います。

第5章

代謝のために、なくてはならない微量栄養素　主にビタミンの話

20世紀になって発見された微量栄養素

屋比久　タンパク質、脂質、抗酸化物質と見てきましたが、スカベンジャーとして働くビタミンは、補酵素としても重要な役目をもっていますね。

秋野　補酵素のお話がありましたが、酵素にはタンパク質のみで活性を発現するものもあれば、酵素のみでは活性がなく、活性発現に低分子の有機化合物である補酵素を必要とするものもあります。補酵素の多くは主にビタミンB群から生体内でつくられますので、それぞれのビタミンのところでご説明したいと思いますが、まずはビタミンとは何か、ということから話していきましょう。

屋比久　ビタミンの大部分は、ヒトの体内で合成することはできません。無機質であるミネラルもそうですね。ですからこれらの栄養素は、基本的には食べ物から摂らなければならないものです。

栄養素としてのビタミンやミネラルが発見されたのは意外に新しくて、20世紀に入ってからなんですよ。ビタミンAが不足すると夜盲症になるとか、新鮮な野菜や果物にビタミンCがあるというようなことは、今ではほとんどの人が知っていますね。

秋野 すでに第4章でもビタミンCは水溶性であり、ビタミンEは脂溶性であるとお話ししましたが、まずビタミンは水溶性ビタミンと脂溶性ビタミンに分けられます。水溶性のものは過剰に摂取しても血液中に溶解して、腎臓から尿として排泄されます。一方で、脂溶性のビタミンは蓄積されることから、日本人の食事摂取基準（2015年）において過剰摂取による健康被害の回避のために耐容上限量が設定されています。

屋比久 でも、そうしたことがわかったのはこの100年くらいの間なんです。

秋野 世界で初めてビタミンを発見したのは、日本の鈴木梅太郎先生です。遠田澄庵先生と高木兼寛先生の研究を引き継いで米ぬかの有効成分オリザニンを分離したのがきっかけでした。

屋比久 のちにそれがビタミンB_1と名づけられました。

秋野 ビタミンは現在13種類見つかっています。水溶性と脂溶性に分けると、水溶性ビタミンはビタミンB群（B_1、B_2、B_6、B_{12}、ナイアシン、葉酸、ビオチン、パントテン酸）とビタミンC、脂溶性ビタミンはビタミンA、D、E、Kです。ビタミンAとかビタミンBという呼称は、ビタミンの物質名ではなく、機能別に分類して、便宜的にAとかBとつけているだけです。物質名はそれぞれ別にあって、たとえばビタミンAならレチノール、ビタミンCならアスコルビン酸ですね。

屋比久　ビタミンと同じような役割をもつものでも、体内で合成できるものは、基本的にはビタミンとはいいません。「ビタミン様物質」と呼んだりします。ユビキノン（コエンザイムQ10）、パントテン酸、葉酸、コリン、イノシトールなどがその一例ですが、葉酸やパントテン酸は、今ではビタミンB群に分類されてますね。

いろいろな機能をもつビタミンC

秋野　ビタミンCはキャベツなどにも含まれていますが、水溶性なので茹でると水に溶け出しますので、生で食べるほうがより多く摂取できます。沖縄の食材としてはゴーヤがビタミンCを多く含み、加熱にも強いのですが、やはり茹でるとビタミンCが溶け出しますので、ゴーヤチャンプルーのように炒めて食べるのは先人の知恵と思います。さて、ビタミンCについては、第4章でもビタミンEを再生して活性酸素を処理するということをお話ししました。脂肪酸を分解してATPを合成する際に、脂肪酸をミトコンドリアに運搬して、β酸化を促すカルニチンを合成したり、胆汁酸を生成したりするのに関わっています。

屋比久　ビタミンCは体内で白血球に吸収されて、NK細胞やマクロファージなどのリンパ球を活性化したり、ウイルスの本体である核酸を切断する働きがあるといわれます。

水酸化酵素の補酵素として働くビタミンC

秋野　ここで、もう一度ビタミンCが水酸化酵素の補酵素として働くことに触れておきます。銅含有水酸化酵素（ヒドロキシラーゼ）の一つであるドーパミンβヒドロキシラーゼがチロシンからカテコラミンを合成するときに、ビタミンCが補酵素として働きます。また、脂肪酸をミトコンドリアに運搬するカルニチンを、必須アミノ酸であるリジンとメチオニンから生合成する際に、トリメチルリシン水酸化酵素やγブチロベタイン水酸化酵素の補酵素としてビタミンCが関与します。

屋比久　そうですね。酵素タンパクはビタミンCと結合して初めて、酵素活性を現します。ビタミンCに関わる病気として、免疫系の障害によるもの、血液凝固系や腎機能低下によるもの、結合組織生成阻害や神経系機能不全によるもの、エネルギー不足によるものなどを考えれば、ビタミンCの守備範囲の広さには驚きますね。

秋野　結合組織に触れていただきましたが、第2章でお話ししたタンパク質の一つであるコラーゲンの生合成にも関係しています。ビタミンCの摂取または吸収が低下するとコラーゲンの生合成が正常にできなくなります。そのことから起こる壊血病は大航海時代に内出血を起こしたり、傷が治りにくくなる疾患として船員などを苦しめました。

屋比久　コラーゲンとビタミンCはどのように関係しているのですか。

秋野　ここでもビタミンCは水酸化酵素の補酵素として機能します。ヒドロキシプロリンというアミノ酸がコラーゲンの生合成に必要であることは第2章でお話ししましたが、ヒドロキシプロリンはプロリンというアミノ酸に水酸基を結合させて合成されます。カルニチンと同じく、プロリルヒドロキシラーゼという水酸化酵素の安定化にビタミンCが働いています。なお、沖縄で主食となった芋《ウム》ですが、慶長10（1605）年に野國總管が中国からもち帰った甘藷に品種改良を重ね、沖縄独特の紅芋が誕生しました。芋もビタミンCを多く含みます。テビチ（豚足）やミミガー（豚耳）、軟骨にコラーゲンが多く含まれることとあわせて、体内でコラーゲン形成にひと役買っていたのかなと思います。

屋比久　それだけでなく、コラーゲンはがんの抑制にもひと役買っているといわれます。がん細胞の周囲にバリアをつくって、がんが増殖したり、転移するのを防ぐという報告もあります。それにプラスして抗酸化作用があるのですから、ビタミンCは、まさに抗がんビタミンといってもいいと思います。

秋野　ビタミンCはそれ以外にもいろいろな働きがありますね。

屋比久　血中コレステロールを胆汁酸に変えてコレステロールを低下させたり、抗ヒスタミン作用によってアレルギーや炎症を抑えたり、鉄の吸収を促進する働きもあります。前述したポーリング博士がその晩年をビタミンCの研究につぎ込んだくらいですから、ビタミンCには素晴らしい可能性があると思います。

秋野 サプリメントですから、不足を補う観点でおうかがいしますが、ビタミンCは、一日にどれくらい摂取したらいいとお考えですか。

屋比久 厚生労働省が推奨している摂取量は一日100㎎ですが、それではとても足りないですね。人間や猿以外の動物はビタミンCをつくることができますが、動物実験をしたら、その合成量は条件によって大幅に異なることがわかりました。動物もストレスが強いほど、ビタミンCの産生量も多くなるそうです。

秋野 ビタミンCには、副腎でステロイドホルモンの一つであるコルチゾールを安定的に生成させる一方で、コルチゾールの分泌を抑える作用もあります。なおコルチゾールはコレステロールから合成されます。

屋比久 ヒトが必要なビタミンCの量は、100分の1の体重の動物の一日の合成量を調べて、それを100倍する方法で出すことができます。その計算では、体重70㎏の人なら2～13gとされていますが、ヒトの場合もやはり、ストレスなどの条件によって必要量は大きく違ってきます。でも、先ほどの計算から一日最低2gは必要ではないでしょうか。

秋野　私はサプリメントといわれるように〝補う〟という観点が大事であるということと、一律に服用してはいけないということを強調しておきます。ストレスについていうと、さまざまなストレスや糖質の過剰摂取により、脳から副腎がコルチゾールを大量に生産するように促すような副腎疲労においては、ビタミンCを摂取することでコルチゾールの過剰な分泌を抑制して、副腎を休ませることができるでしょう。しかし、副腎機能がさらに低下して、コルチゾールの分泌が低下している患者さんにビタミンCを大量に摂取してもらうと、コルチゾールの分泌量がさらに低下して症状が悪化することも考えられます。機械的に摂取するのではなく、主治医の先生によくご相談ください。一般論としては、ビタミンCは水溶性ビタミンですから、蓄積することはなく、過剰に摂ってもそのまま尿から排出されます。ただ、使用上の注意として、吐き気、嘔吐さらに下痢などの消化器症状が指摘されています。また、排泄されてしまうほど大量に摂る必要もないという指摘がありますが、いかがでしょうか。

屋比久　そうともいえないのではないでしょうか。すべての病気には軽症と重症があり、急性と慢性とがあります。ビタミンCの必要量については、大量摂取がない限り、それの不足は普遍的に見られるはずです。ポーリング博士は、ビタミンCの必要量には個体差があり、その摂取量を1対40と述べておられます。

秋野　あらためてサプリメントとは不足を補うことに意義があることを申し添えます。

目と皮膚と粘膜を保護するビタミンA

秋野　ビタミンCやビタミンEと同じく抗酸化作用があるビタミンAについてお話ししましょう。

屋比久　いずれも抗酸化作用が強くて、免疫力を高めるビタミンです。一緒に摂ると相乗作用で、さらに効果が期待できるということでしょう。いずれも、人体には必須ですね。ビタミンAは最初、眼球の乾燥を防いだり、くる病を予防する「脂溶性物質A」として発見されました。これがビタミンの仲間に入り、ビタミンAと名づけられました。

秋野　動物性のビタミンAは脂質とともに腸から吸収されて一定量が肝臓に貯蔵されます。一方で緑黄色野菜などの植物性食品にはβカロテンが含まれていますが、βカロテンとはビタミンAの前駆物質であるプロビタミンAであり、ビタミンAが2分子結合したものです。**図32**を見てください。βカロテンが2つに開裂してレチナールとなり、還元されるとレチノール、酸化されるとレチノイン酸となります。脂溶性ですから、動物性食品に含まれるビタミンAは脂質と一緒にそのまま吸収されるのですが、ニンジンなどに含まれるβ

図32　βカロテンとビタミンA

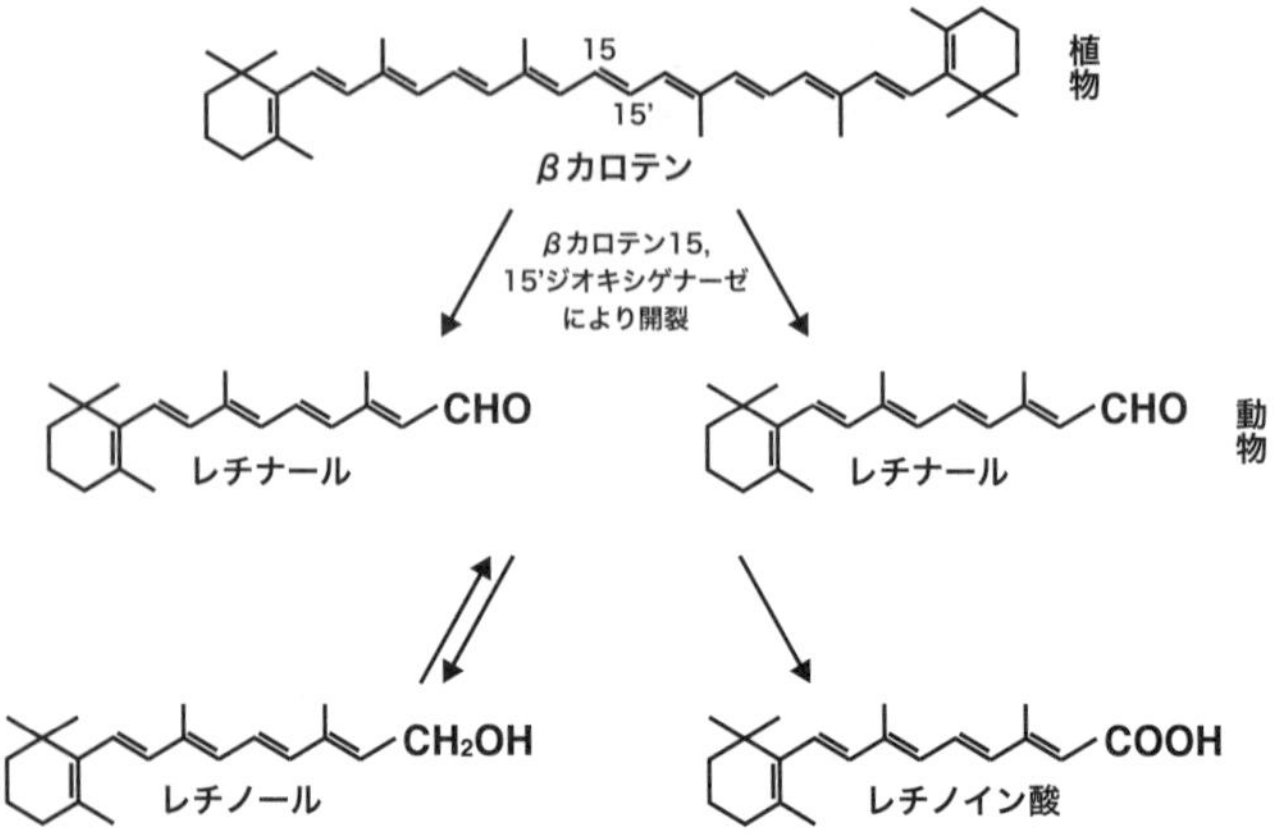

カロテンはそのままではあまり体に吸収されません。そこで炒めるなどして油と混ぜることで吸収性が上昇します。沖縄では「ニンジンしりしり（千切り）」といってニンジンを下ろして卵や蒲鉾などと一緒に炒めて食べるのは理にかなっています。

屋比久　ギリシャの医聖ヒポクラテスは、眼病患者に肝臓（レバー）を食べるようにすすめたそうですね。

秋野　沖縄でも「チム（肝）のシンジ（煎じ）」が疲労回復によいといって広く普及していましたね。

屋比久　今でこそビタミンAが目によいビタミンだということは知られていますが、当時はそんなことは知るよしもなく、肝臓にビタミンAが蓄えられているなんてこともわからない時代でしたでしょうから、ヒポクラテスの慧眼には驚くばかりです。

秋野　レチナールは、網膜にある視物質ロドプシンやヨドプシンの材料になります。桿体《かんたい》細胞は薄暗いときにロドプシンを通じて網膜に情報を送り、錐体《すいたい》細胞は明るいときにヨドプシンを通じて網膜に情報を送ります。どちらも、レチナールと光感受性タンパク質であるオプシンが結合していますが、オプシンのアミノ酸配列が違います。

屋比久　ビタミンAはロドプシンの材料にも、ヨドプシンの材料にもなるんですね。

秋野　ビタミンAが不足するとレチナールも不足して、薄暗いときに桿体細胞からの電気信号が送られずに、網膜の映像が脳に伝わらずに夜に目が利かないことになります。このときには眼球が乾燥して角膜軟化症を発症しており、かつては角膜が混濁し、潰瘍を生じて融解すると、失明に至ることもありました。今なお開発途上国においては、乳幼児と妊婦に深刻な課題として、年に25～50万人が視力を失っていると推定されています。

屋比久　ビタミンAは、コンドロイチン硫酸などのムコ多糖体を合成する代謝に補酵素として働いています。ですから、ビタミンAが不足すると硝子体が濁ってしまうんですね。また、粘膜の粘液分泌細胞にも、ビタミンAは必須です。

秋野　ビタミンAは脂溶性ですから、過剰に摂取すると体内に貯蔵されるため、めまいや悪心、頭痛、皮膚炎が現れることがあります。

屋比久　確かに過剰摂取が懸念されていますが、それはビタミンAに界面活性作用があるといわれています。すべての細胞膜（生体膜）は界面をつくっているために、過剰によって膜を不安定にしてしまうということですね。しかし、ビタミンAは「キャリアタンパク」と呼ばれる特殊なタンパク質と結合した形になって体内を移動しているといわれていますし、この形のものは界面活性をもたないので、高タンパク食を摂っていれば、ビタミンAによる生体膜の障害は避けられるといわれていますね。

秋野　あくまで使用上の注意にご留意ください。ビタミンAは必要でも、医薬品として用いる場合に過剰症として催奇形性が報告されており、妊婦さんや妊娠可能な女性は摂りすぎに注意してください。一方で、海外ではビタミンAの欠乏が深刻な地域も少なくありません。さて、ビタミンAはどれくらい摂ったらいいとお考えですか。

屋比久　ビタミンAの過剰摂取による慢性的な障害は一日の摂取量5～7万単位くらいで起こり、急性症状は30～50万単位で起こるといわれています。ビタミンAの1単位は0・3μg《マイクログラム》ですから、5万単位で0・15mg、50万単位で1・5mgです。サプリメントで摂る場合は、注意が必要です。でも、βカロテンなら過剰症を起こすことはありませんから、緑黄色野菜でたくさん摂って、かつタンパク質も十分に摂れば心配はないでしょう。その際、炒めたり、ドレッシングで和えるなど、油と一緒に摂ると吸収が高まります。

抗酸化のカギを握るビタミンE

秋野　ビタミンEについては第4章でずいぶんお話ししましたね。

屋比久　そうですね。ビタミンEは、白ネズミの不妊を防いだビタミンとして、大正11（1922）年に発見されました。白ネズミに牛乳を与えると生殖能力が減退していきますが、小麦胚芽油を加えた牛乳を与えたら、繁殖力が回復したというのです。この小麦胚芽油から取り出した有効成分が、のちにビタミンEと名前がついたトコフェロールでした。トコフェロールは、tocos（子どもを産む）、phero（力を与える）、ol（アルコールのような水酸基をもつ化合物の総称）の3つの単語からできた言葉です。

秋野　ビタミンEにはトコフェロールとトコトリエノールの2種類があり、それぞれα型、β型、γ《ガンマ》型、δ《デルタ》型があります。なかでもαトコフェロールが一番活性が強いといわれます。

屋比久　不妊を防ぐ作用は、αトコフェロールにしかないといわれています。

秋野　家畜の繁殖に必要なものとして発見されましたので、動物用医薬品には、ビタミンE（αトコフェロール）は抗不妊因子として発見された脂溶性ビタミンと記されています。よって現状では、動物用医薬品であるメイロングには繁殖障害に対する効能・効果が認められていますが、ヒトに用いる医薬品であるユベラには生殖補助に対する効能・効果は認められていません。

屋比久　天然品と合成品の違いも考えられますし、生体内での生理活性が違いますからね。天然品は自然界に最も広く分布していて、体内で最も活性が強いのが、このαトコフェロールだといわれています。その後、ビタミンEの摂取が多い人ほど老化の進行が遅いことがわかり、若返りビタミンとして注目されるようになりました。老化学説として最有力視されているハーマン博士の「ラジカル老化説」を拝見しても、抗酸化作用の強いビタミンEに、当然、抗老化効果は期待できます。

老化の原因とされるラジカルを抑える物質として、さらにビタミンEの若返り効果で活動的な寿命が5年から10年は延びると栄養学の研究者であるリチャード・パスウォーター博士がいっています。ビタミンEは全酵素の産生を促進するという意味をもつ「オルソンの仮説」が有名ですね。

秋野　ビタミンEが酸化されたときに還元型のビタミンCが酸化されることで、ビタミンEを還元して再生させることは第4章で触れました**（173ページ図31参照）**。さらに還元型の補酵素Q10、ビリルビンなども還元性が強くαトコフェロールの抗酸化作用を持続させます。また、ビタミンEはリン脂質でできた生体膜や細胞膜に取り込まれて貯蔵され、フリーラジカルを捕捉するなど、リン脂質の不飽和脂肪酸の酸化を抑制することも第4章でお話ししました。さて、小麦胚芽油のところで天然トコフェロールの話をされていましたが、サプリメントのような合成のビタミンEは、天然のビタミンEより劣るとお考えですか。

屋比久　ビタミンE分子は、構造的にD型とL型の2つに分類されます。この2つは、「光学異性」といって、光を通過させたときに異なる性質を示します。天然型はD型、合成品はD型とL型が半分ずつになっています。天然型と合成品では、抗酸化作用はそれほど差はありませんが、生理活性や吸収されやすさは天然型のほうが断然すぐれていますね。

秋野　食品を介したビタミンEの摂取による悪影響は、これまでの研究ではないとのことですが、高用量摂取が血小板凝集能を阻害して易出血性となることが懸念されています。

屋比久　それは、小腸上皮細胞が正常でない場合に、脂肪吸収不良を起こすことが考えられます。対策として、粘膜強化にビタミンAが十分にあると改善される方向に向かいやすいですね。また、ビタミンEは鉄と一緒に摂らないほうがいいようです。小腸から吸収されるとき、鉄とビタミンEが出合うと、ビタミンEは鉄の触媒作用によって酸化するといわれます。このビタミンは酸化すると効力（ビタミンEとしての抗酸化作用）を失ってしまいますが、ビタミンCは別です。鉄とビタミンEは、5～6時間あけて摂ったほうがいいでしょう。たとえば、ビタミンEを朝食に摂ったら、夕食に鉄を含む食品を摂るようにすれば安全です。ビタミンEは小麦胚芽油だけでなく、コーン油やナッツ類、魚卵などに多少含まれています。ただし、コーン油のトコフェロールはα型ではなくγ型です。

補酵素として活躍するビタミンB群

秋野　ビタミンA、C、Eと見てきましたが、代謝に欠かせないビタミンといえばビタミンB群ですね。ビタミンB群に含まれるのはB_1、B_2、ナイアシン、パントテン酸、B_6、B_{12}、葉酸、ビオチンの8種類で、いずれも水溶性であること、酵素を補助的に助ける補酵素として働きます。

屋比久　そうですね。とくにB_1、B_2、B_6、B_{12}は大事な栄養素ですね。

糖質の代謝に欠かせないビタミンB_1

屋比久　まず、B_1から見ていきますと、B_1は鈴木梅太郎先生が米ぬかから発見した物質で、世界で最初に発見されたビタミンです。化学的にはチアミンという化合物で、糖質の代謝には欠かせないものです。

秋野　ビタミンB_1は補酵素型のチアミン二リン酸（ＴＤＰ＝チアミンピロリン酸）として、リン酸が２つ結合した形で、エネルギー代謝に関与しています。

屋比久　糖質からエネルギーの元（ＡＴＰ）をつくるとき、ＴＣＡ回路（クエン酸回路）を回しますが、その回す材料になるのがアセチルＣｏＡ（コエンザイムＡ）です。B_1は、ピルビン酸からアセチルＣｏＡが生成される過程で、補酵素として働きます。

秋野　そうです。ピルビン酸からアセチルＣｏＡに変換する酵素であるピルビン酸デヒドロゲナーゼという脱水素酵素の補酵素としてビタミンB_1が必要です。

屋比久　ですから、B_1がなければアセチルＣｏＡがつくられず、ＴＣＡ回路も回らないので、エネルギー産生に手間取るのではないでしょうか。

秋野　そうですね。疲れがたまりやすくなるということでしょうか。エネルギー代謝が維持されてこそ、神経をはじめとする臓器の機能を正常に保つことができます。欠乏状況が続くと末梢神経の障害による「脚気」と、中枢神経にも影響を及ぼす「ウェルニッケ・コルサコフ症候群」を起こします。治療法はビタミンB_1の投与です。なお、鈴木梅太郎先生は、脚気が海軍で起こったとき、食生活が白米に偏っていることに気づいて米ぬかからビタミンB_1を発見しました。小麦のぬかである胚芽から抽出した小麦胚芽油もビタミンB_1が豊富と第3章で触れました。ほかに、ビタミンB_1はどんな食品に含まれていますか。

屋比久　豚肉、ゴマ、酵母、豆類、そばなどに多いですね。B_1は吸収の悪いビタミンですが、豚肉をニンニクと一緒に摂ると、吸収が高まるんですよ。これはニンニクのアリシンがアリチアミンに変わって、油に溶けやすくなるからです。

タンパク質や脂質の代謝に働くビタミンB_2

秋野　続いてビタミンB_2ですが、これはリボフラビンという橙色の物質です。

屋比久　牛乳から発見されたそうですね。ヒトの体内ではつくれませんが、腸内で乳酸菌やビフィズス菌がB_2をつくってくれているそうですよ。腸内細菌はすごいですね。

秋野　ビタミンB_2の補酵素型には、ビタミンB_2にリン酸が1つ結合したフラビンモノヌクレオチド（FMN）とFMNにAMPが結合したフラビンアデニンジヌクレオチド（FAD）があり、主にFADの形で存在します。いずれも脱水素酵素の補酵素として働いていますが、FADが**図6**でTCA回路にてコハク酸をフマル酸に酸化したり、**図20**で脂肪酸をβ酸化してアセチルCoAが取り出される際に、$FADH_2$となってエネルギー代謝に働くことを確認してください。

屋比久　意外と知られていないのが、B_2の解毒作用です。タール色素を解毒するには還元と切断という工程が必要ですが、切断にB_2を補酵素とする酵素（フラビン酵素）が働きます。有毒な腐敗物質を解毒する作用もありますから、汚染物質や有害な食品添加物に取り囲まれている現代人には必須の栄養素ですね。また、活性酸素によって酸化した過酸化脂質を分解する抗酸化作用もあります。第4章でグルタチオンペルオキシダーゼという抗酸化酵素のお話をしていただきましたが、この酵素を生成するときの補酵素としても働きます。

秋野　ビタミンB_2が不足すると、口内炎、皮膚炎などの皮膚粘膜障害を起こします。抗生物質を投与すると口内炎や舌炎が起こることがあるのは抗生物質がビタミンB_2の活性を阻害するからだとされています。

屋比久　B_2の欠乏症ですね。先ほどのB_1は食品から10％くらいしか吸収されませんが、B_2は平均すると65％くらい吸収されますから、利用効率のいい栄養素です。

秋野　一方で、吸収率は摂取量が増加すると低下します。過剰に摂取しても、余剰のリボフラビンは速やかに尿中に排泄されて過剰の影響を受けにくい側面もあります。さて、ビタミンB_2はどのような食品に含まれていますか。

屋比久　レバー、ウナギ、牛乳、チーズ、卵などの動物性食品だけでなく、大豆や納豆にも含まれています。B_2はタンパク質と結合した状態で肝臓に蓄えられますから、低タンパク食を続けているとB_2の蓄積も少なくなってしまいます。その点でも、タンパク質をたくさん摂っていただきたいですね。このタンパク質の代謝に欠かせないのが、ビタミンB_6とB_{12}ですね。

NADの原料となるナイアシン（＝ビタミンB_3）

秋野　ビタミンB_2を原料とするFADと同じく、ナイアシンを原料とするNAD$^+$はTCA回路やβ酸化において、NADHとなって、それぞれアミノ酸や脂肪酸を酸化しながら、エネルギー代謝に関わります。**図7**、**図12**、**図20**で確認してください。

屋比久　ナイアシンは約200の代謝に関わっているといわれていますからね。

糖新生などタンパク質の代謝に必要なビタミンB_6

秋野　ビタミンB_6活性を有する化合物は、ピリドキシン（PN）、ピリドキサール（PL）、ピリドキサミン（PM）の3種の化学物質で、いずれも体内で活性型のピリドキサールリン酸（PLP）に変換されます。まず、ピリドキサールリン酸は、ほぼすべてのアミノ酸代謝に関与しています。糖新生やグルコース・アラニン回路においても「アミノ基転移酵素」の補酵素として働きますので、TCA回路においてピルビン酸やオキサロ酢酸をつくるときにPLPが使われます。さらに、脳内で神経伝達物質の合成にも働いています。セロトニン、ドパミン、アドレナリン、ノルアドレナリン、γアミノ酪酸の生合成に関与しています。スフィンゴ脂質の生合成にも必須となっています。

屋比久　ヨーロッパでは食事の後にコーヒーを飲む習慣がありますが、これはコーヒーに含まれるビタミンB_6が肉のタンパク質の代謝を助けるという意味で、非常に理にかなっていますね。ところで、今、先生がおっしゃったアミノ基転移酵素のお話をもう少ししてください。

秋野　アミノ基を転移させてアミノ酸をつくり替えることができるのです。たとえば、グルタミン酸ピルビン酸トランスアミナーゼ（GPT）は（アラニン＋2-オキソグルタミン酸→ピルビン酸＋グルタミン酸）の反応で、アラニンのアミノ基を移してピルビン酸となり、2-オキソグルタミン酸はアミノ基を受け取ってグルタミン酸となります。よって、別名をアラニンアミノトランスフェラーゼ（ALT）ともいいます。また、グルタミン酸オキサロ酢酸トランスアミナーゼ（GOT）は（アスパラギン酸＋2-オキソグルタミン酸→オキサロ酢酸＋グルタミン酸）の反応で、アスパラギン酸のアミノ基を移してオキサ

図33　アミノ基転移酵素のGPT（ALT）とGOT（AST）

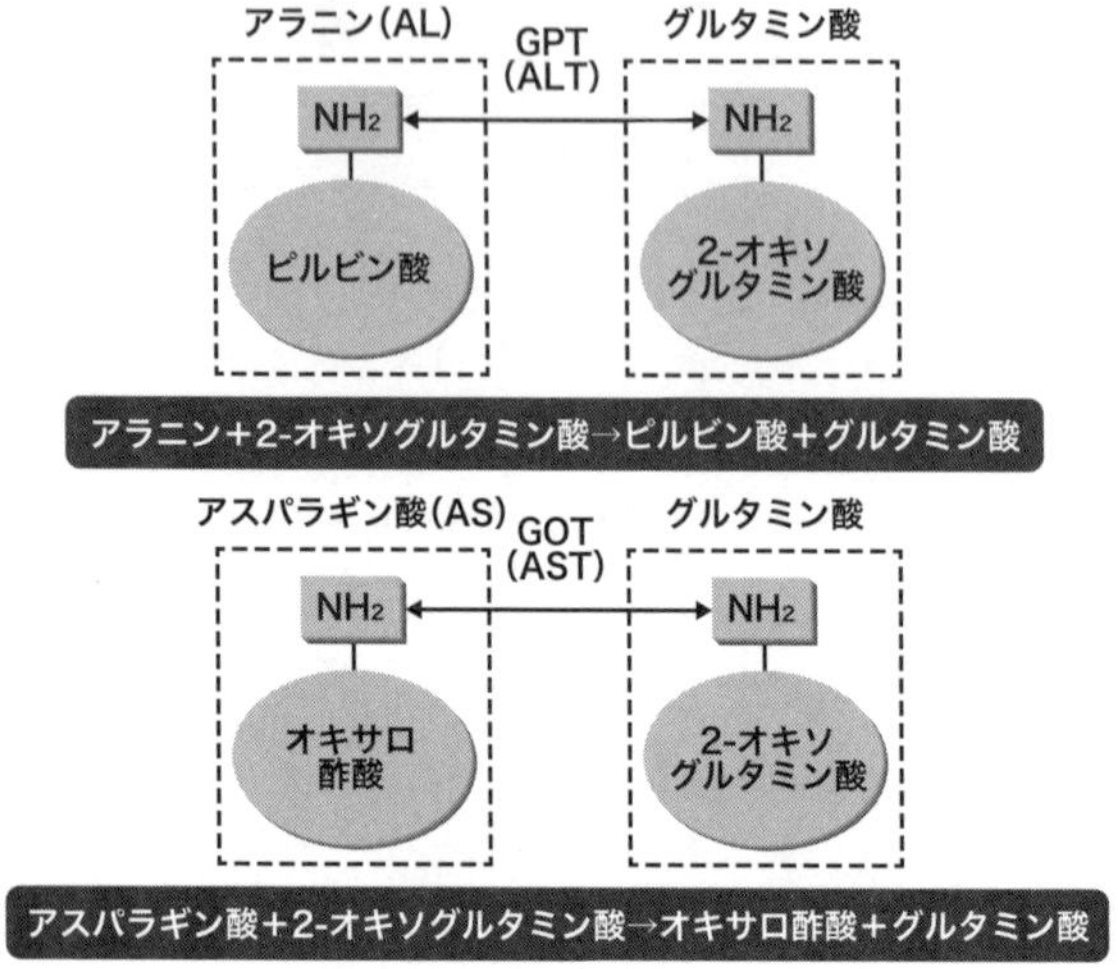

ロ酢酸となり、2-オキソグルタミン酸はアミノ基を受け取ってグルタミン酸となります。よって、別名をアスパラギン酸アミノトランスフェラーゼ（AST）といいます。これらの酵素のなかにPLPが入っていて、PLPがアミノ基をやり取りします**（図33）**。

屋比久　肝臓はアミノ酸の合成や破壊のためにさまざまなアミノ基転移酵素（トランスアミナーゼ）をもっていますが、グルタミン酸の転移酵素であるALT（GPT）、AST（GOT）が働くとき、B_6が補酵素になります。メチオニン、ヒスチジン、リジンなども、B_6がないと吸収が阻害されてしまいます。このようにB_6は、肝臓のアミノ酸代謝に非常に重要な働きをしているのです。これらは肝機能検査で用いられていますね。

秋野　これらの酵素は肝細胞に含まれています。だから肝細胞が傷害を受けると、血中に漏れ出て数値が高くなるのです。

屋比久　ほかにも、赤血球の代謝や、コラーゲンの生成、ギャバという神経伝達物質の生成などに補酵素として関わっています。それと、体がチミジン（胸腺から分離される核酸の成分）をつくるのにもB_6が不可欠です。チミジンが不足すると細胞は、アブノーマルな細胞に変化しやすいと、メルビン・ウァーバック博士は、その大著『栄養療法事典』で述べられています。本当にタンパク質と切り離せないビタミンです。B_6は卵の黄身に多いんですよ。そのほか、イワシ、大豆、バナナ、豚肉、クルミなどにも含まれていますね。摂りすぎても、ピリドキシン酸として尿中に排泄されますから、過剰症の心配はありません。B_6が不足すると、食べ物から摂ったタンパク質が人間に合ったアミノ酸に合成されず、体に必要なタンパク質がつくられなくなります。たとえば、免疫グロブリンの合成です。免疫グロブリンは体内に自分以外の怪しいものが侵入したとき、それを排除する抗体になるものです。IgAからIgEまでの5種類ありますが、その合成にB_6やビタミンCが関わっています。

アミノ酸の合成に不可欠のビタミンB_{12}

秋野　次にビタミンB_{12}はシアノコバラミンという化合物で、コバルトを含んでいるため赤色をしています。第1章で萎縮性胃炎によるビタミンB_{12}吸収阻害についてお話ししましたが、タンパク質と結合しているビタミンB_{12}は胃酸やペプシンの作用で遊離して、最終的に胃の壁細胞から分泌された内因子へ移行します。内因子‐ビタミンB_{12}複合体は腸管上皮細胞に取り込まれます。体内では、シアン基がアデノシンに変換されたアデノシルコバラミンという補酵素として機能します。メチルコバラミンはメチコバールという薬として末梢神経障害に対して効果が認められています。

屋比久　体内で補酵素として働く活性型ビタミンB_{12}も、メチルコバラミンですね。B_{12}はアミノ酸合成に関係していて、20種類のアミノ酸のうち、10種類の可欠アミノ酸の合成に補酵素として働いています。また、必須アミノ酸のメチオニンは、体内で合成できないことになっていますが、B_{12}の作用で、葉酸とシステインから合成されます。

秋野　メチオニンの合成とは植物や微生物のお話ですね。ヒトの体内でメチオニンは生合成されません。

屋比久　メチオニンは神経細胞の修復に不可欠のアミノ酸ですね。また、レシチンの合成にも補酵素として関わっているんですよ。

秋野　ですから、ビタミンB_{12}が欠乏すると、脊髄の神経が傷害を受けて位置感覚や触覚が低下したり、うまく歩けなくなったりします。

屋比久　それ以外に核酸の合成にもB_{12}が関わっています。核酸はＤＮＡとＲＮＡをつくる高分子の物質ですし、ＤＮＡは細胞分裂したときに、ＲＮＡは遺伝情報が転写されるときに合成されなければなりません。そのときB_{12}が葉酸の補酵素として働きます。B_{12}はB_6と並んで大事なビタミンで、魚介類に多く含まれます。イクラ、タラコ、ウニ、カキ、イワシ、サケなどのほか、卵黄、牛乳にも含まれていますね。

秋野　ビタミンB_{12}が欠乏するのは、ほかのビタミン欠乏とは異なり、それぞれのビタミンを含む食事を十分に摂取していないことではなく萎縮性胃炎や胃切除によるものです。

コエンザイムQ10不足が招く心機能低下

秋野　ユビキノン（コエンザイムＱ10）は、ビタミンＫに似た構造をしています。コエンザイムは補酵素、Ｑはキノン族の頭文字からとったもので、「ユビ」とは広域という意味ですから、「広域にあるキノン構造をもつ化合物」いう意味です。ビタミンEだけを投与した場合に見られる過酸化物の生成が見られないことで抗酸化作用が期待されています。

屋比久　以前はビタミンQと呼ばれていましたが、動物の体内で合成されることがわかって、ビタミンから外れました。コエンザイムQ10が補酵素として働く場所は、主にミトコンドリアの中ですね。ミトコンドリアは、細胞の中でエネルギーを発生させる装置ですから、コエンザイムQ10は電子伝達系の入り口にあって、電子を受容する役目をしています。

秋野　はい。コエンザイムQ10はミトコンドリア内膜で電子と水素を受け取り膜間のスペースに運搬する役割をもちます。**図7**でNAD^+とFADがTCA回路で水素と電子を得てNADHと$FADH_2$に変化して、電子伝達系で水素と電子を渡す先がコエンザイムQ10です。

屋比久　ですから、コエンザイムQ10が不足すれば、電子の伝達に支障をきたし、エネルギー産生が低下してしまいます。その影響を一番に受けるのが心臓です。コエンザイムQ10の不足は不整脈などを起こし、心臓の機能低下につながりますし、進行すると心不全の原因につながりますね。

秋野　ユビデカレノン製剤（ユビキノン）は、効能・効果として、軽度な心疾患をもつ方が、日常生活の身体活動を少し超えたときに起こる動悸、息切れ、むくみなどの緩和があります。ユビキノンが心筋細胞内のミトコンドリアに取り込まれ、心筋の酸素利用効率を改善することで、うっ血性心不全などの心機能疾患を改善します。

屋比久　食品として与えると、心不全に伴う自覚症状や浮腫、肺のうっ血などが快方に向かうという報告はありますね。

秋野　医薬品としての使用実績から安全性が担保されるということで平成13（2001）年に食品区分に加えられました。

屋比久　コエンザイムQ10が不足すると、筋ジストロフィーにつながるという説もあります。実際に筋ジストロフィーの患者さんにコエンザイムQ10を投与したところ、著効を示したという報告もありますが、いかがお考えでしょうか。

秋野　それについてはよくわかりません。コエンザイムQ10がATPの生成には不可欠であり、強い抗酸化作用をもつことは確かですが、それ以上のことを言及するのは難しいと思います。さて、どのように摂取すればいいとお考えでしょうか。

屋比久　コエンザイムQ10の合成能は加齢とともに低下していきますから、ビタミンEやコエンザイムQ10を含む食品を積極的に摂取したり、サプリメントで補うのもいいと思います。コエンザイムQ10は肉類、青魚、卵黄、豆腐などに多いですね。

微量栄養素の効果的な摂り方

秋野　最後に、ビタミンを効率的に摂る方法をお聞きしましょう。

屋比久　いろいろなものをまんべんなく組み合わせて摂ることが大事ですね。

秋野　今回はミネラルに関しては触れられませんでしたが、ミネラルはごく微量で作用し、拮抗して働くミネラルどうしで吸収が阻害されたり、欠乏症や過剰症もありますから、注意を要する栄養素です。

屋比久　そうですね。ビタミンと違って、大量投与がいいとは決していえません。必要量が満たされない場合、その補充を心がけて摂取すればいいと思います。栄養素は相互に関わり合っていますから、量を十分摂るだけでなく、多くの栄養素をまんべんなく摂るような注意を払うことが大事ですね。

秋野　食物繊維は腸内環境を改善する効果などがよく知られていますが、実は日本人にとって太古の昔からとてもつながりの深いものだといわれています。日本人は、縄文時代には、木の実やキノコなどから多くの食物繊維を摂ってきたと考えられ、沖縄でも食物繊維を大量に含む昆布を、出汁をとるのではなく食べることを目的とした多彩な昆布料理があります。また、モズクのぬめりも大量の食物繊維を含みます。このように食卓によくのぼる海藻や根菜などは、食物繊維がたっぷり含まれています。そのため日本人の腸内には、長い時の流れの中で、食物繊維を好んで食するクロストリジウム菌などの腸内細菌が多く棲み着くようになったと考えられています。食物繊維の多い食事を摂ることで腸内細菌の活動が高まって、ビタミンB_2の生成のほか、多量の酪酸がつくられることで炎症抑制作用のある制御性T細胞を増やしていることもわかってきました。今回の対談の底流の一つとして流れる慢性炎症の増加も腸内細菌の変化といったような背景があるのかもしれません。

戦後、日本人の食生活は大きく変化し、食物繊維の摂取が減少するだけでなく高糖質や高脂質など急激な食の変化に、長い時間をかけて日本人の腸と腸内細菌が築き上げてきた関係性が対応しきれず、アレルギーや自己免疫疾患など慢性炎症疾患を増加させる原因となっている可能性が、研究者たちによって解明され始めているのです。

付　章

熱が
栄養を届ける

代謝は体温37℃で最も活性化される

これまで、秋野先生とともに、栄養がいかに大切かというお話をしてきました。この章では、私（屋比久）から最後に大事なことに触れておきたいと思います。それは、体を温めることの大切さです。ヒトの体は、熱と多種多様な栄養物質で構成されています。この2つがそろって初めて、すべての細胞がそれぞれに与えられた役目を果たし、健康レベルを上げることができると私は考えています。私が琉球温熱療法を実践しているのも、体が熱を必要としているからです。

ところが、最近は日本人に低体温の人が増えているようです。私が子どもの頃、平熱は36・5～37℃くらいありました。でも、今は36℃に届かない人も珍しくありません。低い人では、35℃以下の人もいます。代謝が落ちているお年寄りだけでなく、本来なら体温が高めの子どもや若い人たちも、全般に体温が低い傾向にあるようです。

なぜ、低体温が問題なのでしょうか。それは、代謝がスムーズに行われないからです。代謝の大切さは、すでにお話ししてきましたね。私たちの生命活動は、代謝によって支えられています。代謝は、全身の一つひとつの細胞の中で行われている化学反応です。その化学反応によって、体に必要なものが合成されたり、不要なものが分解、代謝されて、私たちは生命を維持しています。

ヒトの場合、代謝が最も活発に行われるのは、深部体温が37℃のときです。それより低くなると、代謝はスムーズに行われなくなってしまいます。深部体温とは、体の深部（核心部）の温度のことで、通常は、脇の下で測る体温より0・5～1・0℃ほど高くなります。ですから、脇の下の体温が少なくとも36℃以上ないと、深部体温は37℃を維持できなくなってしまいます。

「体の冷えは万病のもと」という言葉を、皆さんも周知しておられることでしょう。実際に体が冷えている人は血流が悪く、血管や筋肉が硬くなっています。そうした状態では、末端の細胞まで血液が届かず、代謝もうまく行われません。

イギリスの分子生物学者で、ＤＮＡの二重らせん構造を発見したフランシス・クリック博士は、こういっています。

「低体温では熱振動が低下し、人体のすべての合成・代謝にアンバランスが生じる。その結果、60兆個の細胞の機能が低下してあらゆる病気の原因になる」

タンパク質をはじめとするすべての物質の合成・代謝には、熱が必要なのです。私が行っている琉球温熱療法は、熱を体の深部まで入れる健康法です。

深部体温を上げる温熱療法

体を温める健康法は、昔から行われていました。温泉、温石、温灸、温湿布、サウナ浴などがその例で、西洋医学でも遠赤外線や高周波で体を温める理学療法、ハイパーサーミア療法というがんに的を絞った温熱療法などが行われています。

私が行っている温熱療法は、2段階で行います。まず、熱を発する温熱治療器を体に当てて、全身に熱を入れていきます。冷えの強いところ、血流の悪いところはとくに丁寧に熱を入れ、しこりをほぐしていきます。このしこりは、老廃物が固まったものだと考えてください。こうして、しこりを取り、全身の血流をよくした後、温熱ドームに入って全身を温め、汗と一緒に老廃物を一気に外に排出します。

この温熱療法がほかの温熱療法と違うのは、熱源に天然鉱石を使っていることです。天然鉱石からは、遠赤外線のほか、ラジウム（ラドンガス）や微量のγ《ガンマ》線が出ます。これらは体の深部まで届き、中から体を温めます。

体が温まれば、体幹部を流れている血液も温まり、体の重要な臓器に温かい血液を送ることができます。すると臓器を構成している細胞も活性化して、代謝が活発に行われます。

また、皮膚から吸収されたそれらの生理活性物質は、血液や体液をイオン化すると、アメリカ・ミズーリ大学のドン・ラッキー博士は、研究発表されています。病気の方や体力のないお年寄りは細胞が衰弱しているため、細胞膜の機能も落ちて透過性が悪くなり、栄養分や酸素を取り入れにくくなっています。けれども、それらの生理活性物質が体内に入ることにより、体液をイオン化し、弱った細胞膜をすんなり通過でき、老廃物も細胞膜から排出しやすくなるといわれます。

こうして、細胞レベルでの物質のやり取りがスムーズになれば、細胞が元気になり、臓器の機能が蘇ってきます。

琉球温熱療法の6つの作用

このように、私が行っている琉球温熱療法の特徴は、体の深部まで温め、全身の細胞を活性化することです。それによって、次のような効果が生まれてきます。

①体が温まって血流がよくなる

体の奥まで熱が入ると、深部の血管に熱が届き、全身の毛細血管の血流がよくなります。

全身の細胞は、この毛細血管から酸素や栄養をもらい、二酸化炭素や老廃物を渡して、新陳代謝をしています。

②血液がきれいになる

病気のある人の血液は、老廃物が流れを滞らせ、汚れています。これを東洋医学では、「瘀血《おけつ》」といいます。瘀血は汚血で、さまざまな病気の元になります。しかし血流がよくなれば、老廃物は流れ去り、血液がきれいになります。

③汗とともに老廃物、有害物が排出される

体を温めると、老廃物が肝臓や腎臓に運ばれて代謝され、汗や呼気や尿になります。また、皮脂腺などにたまった有害物質も、汗と一緒にどんどん排出されます。汗から出る老廃物の量は、尿の数倍といわれています。

④免疫力が上がる

体が温まり、血流がよくなると、免疫を司っている白血球が活性化され、免疫が強化されます。とくにＮＫ細胞などのリンパ球が元気になって、がんへの抵抗力が高まります。

⑤自律神経を調整する

背骨には、中枢神経の一つである脊髄が通り、それに沿って自律神経が走っています。温熱療法では、首から背骨に沿って注熱する「基本注熱」を必ず行い、自律神経のバランスを整えます。

⑥がんへの直接的作用

がん細胞は42℃で死滅することがわかっています。医療で使われているハイパーサーミア療法は、この発見から開発されました。がんの内部は血流が悪く、高熱を当てると放熱できないため、熱で死滅するといわれています。

深部体温が1℃上がった！　医師のデータ

琉球温熱療法に強い関心をもってくださる医師の先生方もたくさんいらっしゃいます。これまで、沖縄までわざわざ足を運んでくださったドクターは、100人をくだりません。そのなかには、温熱療法を治療に導入してくださっている先生もおられます。東京都港区で石原内科クリニックを開業されておられる石原潤一先生も、そのお一人です。

石原先生は肺がんがご専門で、長年国立がんセンター研究所や大学病院で肺がんの化学療法を研究され、臨床でも多くの患者さんに抗がん剤治療をされてきました。

ところが、手術ができないステージ3以上の患者さんは、どんなに手を尽くしても助かる方がおられない。そこから、がんの治療を見直すようになりました。肺がんによる死を防げないのなら、肺がんにならないようにするしかない。そう考えるようになって、その方法をずっと模索されてきました。

「健康な人の体にも、がん細胞はいくつもあります。しかしその人のもつ免疫力でがん細胞を殺せれば、がんという病気にはなりません。がんに対する免疫力が落ちたとき、がん細胞が分裂・増殖してがんが成立するのです。では、がん免疫を低下させる原因は何なのか。それをいろいろ突き詰めて考えていったら、毛細血管の血流にたどり着いたのです」

石原先生はそのように話されていますが、毛細血管の血流を改善させるお薬は、今のところないそうです。そこで先生が注目されたのが、東洋医学でした。石原先生は西洋医学と東洋医学を融合させた「統合医療」を実践されるようになり、平成15（2003）年には、日本人に合ったカッピング療法〈石原式メディカルカッピング〉を確立され、治療に導入されています。

「このカッピングの効果を、100人ほどの患者さんを対象に調べたところ、自律神経のバランスをよいほうに調整できることがわかりました。交感神経が高い状態の人は、毛細血管が収縮した状態が続いて、昼も夜も常に血行が悪い。すると、最後は細胞が元気をなくしていきます。ところが、カッピングによって高かった交感神経が下がると、毛細血管が拡張して血流がよくなり、とくに夜間の血流がよくなります。それによって、細胞が元気を取り戻していくんですね。

こうして自律神経が整うと毛細血管の血流もよくなっていきますが、体調の悪い人はもっともっと毛細血流が増えてほしい。それで、毛細血管の血流をよくするものをずっと探していたのですが、ようやく見つけたのが、琉球温熱療法でした。初めてこれを受けたときは、汗が止まらず、体が喜んでいることが本能としてわかりました。それまで、岩盤浴や溶岩浴など、体を温める民間療法をいろいろ試しましたが、琉球温熱療法の反応は、それらとは全然違うのです。もう、これをするしかないと思い、早速に沖縄の琉球温熱療法院の本院を訪ねました」

表3　石原潤一先生の臨床データ

深部体温の変化

	温熱前	温熱後
深部体温(℃)	36.3±0.665	37.3±0.377

・P<0.001で有意差を認める
・男女差、年齢差では、有意差は認めない

コース別の深部体温

	温熱前(℃)	温熱後
50分ドリームコース	36.7	37.4
90分コース	36.6	37.6

・いずれも、P<0.005で有意差を認める

末梢血流量の変化
(細動脈、細静脈、毛細血管の血流)

	温熱前(℃)	温熱後
血流(㎖/min)	38.9	64.0

・P<0.001で有意差を認める

このような出会いがあって、石原先生が琉球温熱療法をクリニックと同じビルの一室で始められたのは、平成29（2017）年1月のことでした。その後、琉球温熱療法を受けられた27名の方を対象に、どれだけ体が温まり、毛細血流が増えるのか、データを取ってくださいました。

その結果は、**表3**のとおりです。これを見ていただくとわかりますが、深部体温は温熱前と温熱後で約1℃、温熱ドームだけの50分コースでも、温熱器と温熱ドームを組み合わせた90分コースでも、ほぼ変わりなく上がっています。

また、末梢毛細血管の血流量は、38・9㎖／分から64・0㎖／分に、ほぼ倍増しました。私の経験でも、これまで患者さんに

琉球温熱療法を施して、深部体温が上がり、毛細血流がよくなることはわかっていましたが、このように数字としてはっきり証明されたのは初めてです。これは非常に貴重な、そしてありがたいデータです。

体温が1℃上がれば免疫が増強される

このデータの結果について、石原先生に解説していただきました。

「ここで私が測っている深部体温は、肺動脈の温度です。昔は肛門に体温計を入れて深部体温を測ったりしていましたが、深部体温のポイントは腸ではなく血液の温度です。血液は全身を循環していて、大事な臓器に栄養や酸素を運ぶとともに、熱も運んでいます。この温かい血液によって、細胞の活性を維持しています。もしこれが低すぎれば、全身の細胞が機能障害を起こして老化や病気が進みます。ですから、全身を巡る血液の温度を測ることが重要なんですね。

そこで、私は心臓から出ている太い肺動脈の温度を特殊な医療機器で測りました。しかし、肺動脈は動脈といいながら、実は静脈血です。温熱療法で温められた血液が末端から戻ってきて静脈血が右心房に入り、右心室から肺動脈幹に入って左肺動脈と右肺動脈に分岐し、それぞれ左右の肺に静脈血を運んでいるのです。

深部体温は、37〜37・5℃が理想とされていますが、今回の被験者のほとんどは、温熱前の深部体温が36℃台や35℃台、いちばん低い人で34℃台の人もいました。そういう方が、一人残らず体温が上がり、しかも平均すると約1℃上がったということはすごいことだと思います」

深部体温は、寒さや暑さなど環境の変化の影響を受けず、ほぼ一定に保たれています。通常の環境の変化では、せいぜい±0・2℃程度しか変化しないそうです。

それにしても、若い方も含め、温熱前の深部体温が35〜36℃台では、細胞の代謝もさぞかし悪いだろうと推察されます。

また、深部体温が1℃下がると、免疫細胞（白血球）の活性が30％も低下するといわれていますから、感染症などにもかかりやすくなります。がん細胞は35℃前後が最も増殖しやすいといわれていますから、がんの発病率もおそらく高くなるでしょう。私の療法院に来られるがんの患者さんも、ほぼ例外なく、深部体温が低く体が冷えています。

しかし逆に、深部体温が1℃上がれば、免疫活性も上がるということです。それについ

図34　毛細血管での物質交換やNK細胞の働き

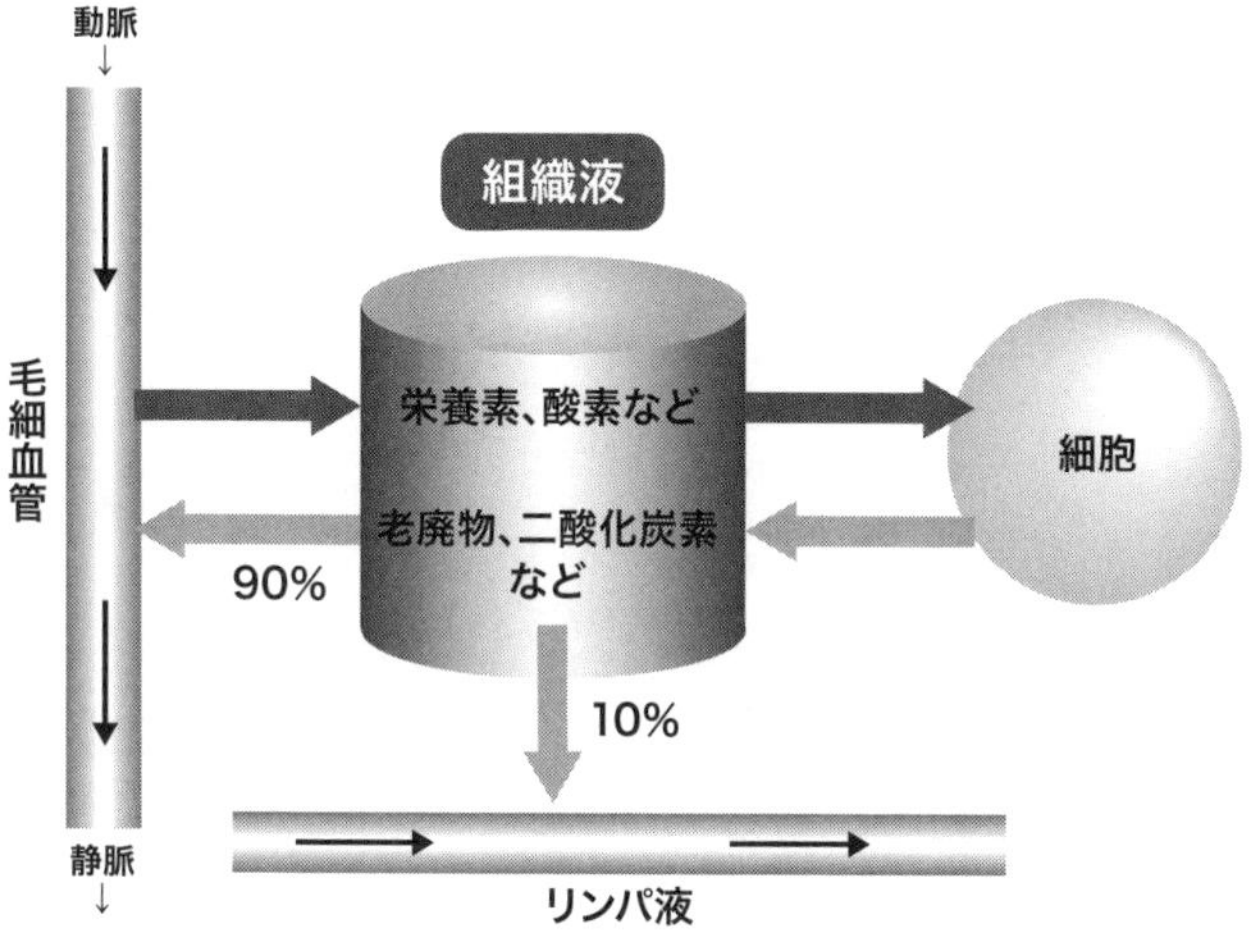

て石原先生は、次のように話しておられます。

「深部体温が上がって温かい血液が全身に流れれば、毛細血管が拡張して、毛細血管の血流がよくなり、血流量が増えるということです。今回は、それが如実にデータに現れました。しかも90分コースでは、深部体温の高い状態が、温熱終了後も１５０分くらい持続しました。ということは、温熱後も毛細血流がよい状態が2時間半も続くということです。これは、全身にとてもよい影響を及ぼします。

毛細血管には小さい穴がたくさん開いていて、そこからいろいろな物質が血液と一緒に血管外の組織液の中に出て行きます。

そのなかには、酸素も栄養もありますし、NK細胞《ナチュラルキラー》やキラーTリンパ球のようながんをやっつける免疫細胞もあります。血流量が多くなれば、それらの物質が毛細血管の中をたくさん流れ、血管外に勢いよく出てきます。そしてがん細胞を見つけて、次々に攻撃します。リンパ球がたくさん出てくれば、がんへの攻撃力はグンと増して、免疫力が上がる。ですから、毛細血管の血流が大事なのです」**(図34)**

深部体温が上がると免疫が上がる理由には、毛細血管の血流も関係していたのですね。私も、こんなに長く体温の高い状態が続くとは思いませんでした。

温熱療法をご存じない方々からよく聞かれるのは、琉球温熱療法とサウナ浴や温泉とはどう違うのか、ということです。温泉のような入浴では、体温は一時的に上がりますが、そんなに長くは持続しません。また、体調の悪い方は、サウナや温泉や岩盤浴は心臓がドキドキして入れないという方がけっこう多くいらっしゃいます。琉球温熱療法は、そういう方でも心臓に負担をかけることなく、安心して受けられます。血圧が高い方でも、温熱をした後は血圧が下がりますが、これは毛細血管が拡張して血流がよくなるからですね。それが、このデータでよくわかりました。

熱が細胞に栄養を届ける

深部体温が上がり、毛細血管の血流がよくなることは、代謝にとっても非常に大事なことです。酸素や栄養は血流に乗って全身の細胞に届けられますが、そのとき体が冷えて血流が悪いと、酸素や栄養を細胞に届けられなくなってしまいます。細胞の中で発生した老廃物や二酸化炭素も、血流が悪ければうまく回収できないでしょう。大事なことは、老廃物を速やかに回収し、そこに新鮮な酸素や栄養をたっぷり届けて、代謝をスムーズに行うことです。そのためには熱が必要です。

先ほどの石原先生のお話にもありましたように、末梢の毛細血管は細胞との物質のやり取りの最前線です。でも、血流が悪いと過酸化脂質などが溜まって穴が詰まりやすくなり、せっかく摂ったよい栄養も穴から出ていけません。これは、とてももったいない話です。栄養と熱はセットで必要です。それがデトックスを促し、必要な栄養を体のすみずみの細胞に届け、代謝を促進させます。前述したクリック博士の言葉にもありましたように、それがあらゆる病気を予防する大前提なのです。

石原先生のところで温熱療法を受けられた患者さんのなかには、３か月間で直径17㎝もあった大きな子宮筋腫が最終的に9㎝まで小さくなり、子宮全摘手術を免れた方（30代・女性）や、免疫の異常で起こる乾癬という難病が改善して、肌がきれいになり、かゆみなどの症状が取れて気持ちも明るくなったという方（60代・女性）、胃がんの進行が止まって落ち着いている方もいらっしゃるそうです。温熱療法を始められて1年半ほどでこれだけの効果を出されているのは、私にとってとても嬉しいことです。

「琉球温熱療法は、未病の状態（不健康）を健康な状態に早く戻す、その手段として非常によいと思います。今、これだけ病気が増えているのは、毛細血管の血流低下による細胞の酸素不足です。その大きな原因の一つが、毛細血管の持続的な収縮です。琉球温熱療法はその毛細血管を広げて、血流をよくする作用がある。こういう薬はありませんから、病気になる前から琉球温熱療法を定期的に受けることが病気にならない秘訣だと思いますよ」

石原先生のおっしゃる、未病の予防。これは、私も秋野先生も、常に最優先に考えていることです。

自己治癒力を引き出す琉球温熱療法

熱がなぜ体に必要なのか、もう少しお話ししたいと思います。

熱は、ヒートショックプロテイン（熱ショックタンパク質。略してＨＳＰ）という、ストレスに強いタンパク質をつくってくれます。このタンパク質については、一時ずいぶん話題になりましたから、ご存じの方も多いでしょう。

ＨＳＰは、昭和49（１９７４）年にアルフレッド・ティシェールらによって発見されました。ショウジョウバエの幼虫を高温にさらしたら、このタンパク質が大量に出現したのだそうです。なぜ高熱にさらされると、ＨＳＰができるのでしょうか。熱という強いストレスを受けると、細胞のタンパク質は障害を受けます。そのタンパク質を修復するために、自らＨＳＰというタンパク質を増やすのです。それによって、熱から自分の身を守っているのです。

ＨＳＰはどんな細胞にもあり、ストレスによって増えます。ストレスは熱だけではありません。細菌感染や炎症、紫外線、活性酸素、寒冷、低酸素など、さまざまな要因があります。そのなかで、熱ストレスが最も多くＨＳＰを誘導することがわかっています。

その後の研究で、HSPには多様な作用があることがわかってきました。先に述べたように壊れたタンパク質を修復するだけでなく、リンパ球を増やしたり、NK細胞を活性化して、免疫力を増強する作用があります。この作用に注目して、がん治療にも使われているそうです。がん細胞内にHSPを増やすとがんの居場所がわかり、リンパ球ががんを攻撃しやすくなるそうです。

また皮膚の角質層の新陳代謝を活発にして、皮膚を健康にする働きもありますから、美容や老化の防止という点でも注目されています。

HSP研究の第一人者である伊藤要子先生によりますと、HSPを増やすには、42℃のお風呂なら10分、41℃のお風呂なら15分入るといいそうです。とくに、深部から体を温めることが大事だということですから、体の深部を温める琉球温熱療法なら、HSPはかなり増えるのではないでしょうか。

HSPのこうした働きを見ると、私たちの体はどんな障害に遭おうとも、その障害から身を守って生き抜こうとする力があることがわかります。

生物のDNAには、種の保存と繁栄という大きな目的がインプットされています。そして細胞の一つひとつは、その目的にかなうように、合目的に働いています。つまり私たちの体には、病気や危険を避けて自ら健康になろうとする力が、細胞レベルで備わっているのです。それが、「自己治癒力」や「自然治癒力」などと呼ばれるものではないでしょうか。そして、それを引き出すのが琉球温熱療法だと、私は思っています。

なお、琉球温熱療法は韓国や中国でも行われています。韓国では明知大学院（温熱自然治癒産業課程）に琉球温熱療法が導入され、だいぶ反響を呼んでいます。その目的は、健康予防（産業）を第四次産業に組み込み、社会に貢献することだそうです。隣国では、すでに予防医学を採り入れられていることはとても喜ばしいことですし、我が国も早くそういう流れになってほしいと考えています。

エピローグ

今の栄養学では見えないものがある

秋野　これまでの対談では、カロリーではなく栄養に目を向けた食事について、バランスを取りながら、とくにタンパク質、脂質の中身が大事だということを議論してきました。

屋比久　そうです。肥満の原因も栄養不足、栄養のアンバランスですから、カロリーを気にして食べる量を減らすのではなく、質のよいタンパク質をしっかり摂ることが大事です。それに、ダイエットをしていても、体によい油は必要です。

秋野　結論は、必要なものは必ず摂らなくてはならないこと。摂りすぎてはならないものは控えること。そのためには、結局はバランスよく食べるということですね。

屋比久　そうですね。また、お魚もお肉も、できるだけ新鮮なものがいいですね。冷凍保存すると、不飽和脂肪酸が酸化してしまいます。

秋野　冷凍される際や解凍される際に失われる栄養もあるでしょう。いずれにしても新鮮な食材は、本書の一つのキーワードになりますね。新鮮な食材を評価する指標が定められることが期待されます。

屋比久　食品にＰＣＢ（ポリ塩化ビフェニル）が入っていれば大問題になりますが、新鮮かどうか、酸化しているかどうかは問題になりませんからね。

秋野　昔の沖縄の人たちが長寿で健康だったのは、新鮮なものをバランスよく組み合わせて食べていたからでしょうか。

屋比久　昔はどこの家庭でも、野菜やお芋をつくっていました。鶏も各家庭で7〜8羽くらい飼っていましたから、毎日産みたての新鮮な卵が食べられましたね。それに、お豆腐や海藻もよく食べました。お肉は、豚と山羊です。山羊も庭先で飼っている家が多かったですよ。山羊は高タンパク、低脂肪で、α‐リノレン酸が多いヘルシーなお肉です。

沖縄伝統食への回帰

秋野　伝統食の重要性という観点で申し上げますが、私は山羊汁が好きで、よく食べます。食べると元気が出てきますね。でも、沖縄で山羊料理に触れる機会は減っているのではないでしょうか。独立行政法人家畜改良センターの資料によると、沖縄における畜頭数も枝肉量もピーク時から減少して、ようやく下げ止まり、今は横ばいです。一方で、沖縄以外の都道府県では飼養頭数は増えています。県外では肉用よりも乳用が多いようですが。

屋比久　今の沖縄の人たちは郷土料理離れが進んで、山羊料理も食べなくなりましたから。

秋野　沖縄地区税関が平成29（２０１７）年12月18日に公表した資料『おしえて！カスタム君　最近のヤギ肉の輸入動向についておしえて！』によると、山羊肉の需要はほぼ沖縄だけだったのが、平成21（２００９）年から沖縄県外の輸入が増え続けて、今や那覇港における輸入は全国の27・6％まで低下しています。

食生活の変化を振り返ってみると、沖縄において戦後すぐのタンパク質と脂質の摂取量は、全国と同様に非常に低い状態でした。米軍占領下の食材が乏しかった時期には、豚肉のソーセージである「ポーク」缶が豚肉を好む沖縄にもち込まれたと聞きました。ポーク卵おにぎりなど、今も「ポーク」は沖縄で愛されています。我が国の食事が高タンパク食、高脂肪食に変化する過程において、それらが健康に寄与した時期もありましたが、生活様式の変化も含めて過剰摂取が問題となってきました。さらに、本土から醤油の食文化が入ってきて、塩分も多く摂るようになってきました。

屋比久　沖縄の料理はもともと低脂肪、低塩分でしたが、脂肪と塩分の摂りすぎというアンバランスが生じたんですね。その時代に成長期を過ごした40代から50代の人たちが今、肥満や生活習慣病に苦しんでいます。

秋野　その原因が過剰なエネルギー摂取や、粗悪な脂質の摂取など、各人で状況が異なるため、一律にものを申し上げることが難しくなってきました。

屋比久　また、今の若いママさんたちは家庭料理をあまり教えられていないので、市販の揚げ物やお惣菜、インスタントものなどで食事をすませる人が増えていますね。

私が子どもの頃は、ちょうど終戦直後でしたから、食べるものも少なくて、ほとんど自給自足でした。主食はお芋でしたし、お肉もたまにしか食べられませんでした。でも、先ほど秋野先生がおっしゃったように、食べ物が乏しいながらも、新鮮な食材を食べていました。まだ外食できるお店も少なかった時代ですから。

秋野　今は食べるものがたくさんあっても、新鮮な食材がなかなか手に入りづらくなりました。季節に関わりなく食べ物が手に入るようになったことは結構なことでも、やはり旬の食材こそ栄養価が高いことに変わりはありません。また保存技術が高まっても新鮮な素材には敵わず、あまり議論しませんでしたが食品添加物の課題など、便利に思える生活は結果として栄養不足に拍車をかけている側面があるかもしれません。調理法も含めて考えることがまだまだあるでしょう。

屋比久　そうですね。カロリーは摂っているけれど、栄養失調なんです。プロローグで秋野先生が示されたデータ（19ページ参照）では、脂肪の摂取量は減っていても、エネルギー比では依然として高いですね。油の摂取量が多いほど、酸化のリスクが増えるということです。

秋野　沖縄の人たちが健康を取り戻すには、沖縄の新鮮な食材でつくった沖縄の伝統食を身近なものとすることが重要だと思います。

屋比久　食事は文化ですから、沖縄の伝統食が失われることは、沖縄の食文化が途絶えてしまうということです。進んでしまった時間を戻すのは大変ですが、せめて家庭でチャンプルーやイリチー、ラフテーなどを日常的に食べる習慣を取り戻したいですね。

秋野　沖縄には、特産の島野菜や薬草も多いですしね。

屋比久　そうですね。ゴーヤをはじめ、フーチバー（ヨモギ）、ナーベーラー（ヘチマ）、ニガナ、ハンダマ、シカクマメ、島ラッキョウ、島ニンジン、紅芋など、本土にはない野菜がたくさんあります。沖縄の野菜は色や香りが濃く、抗酸化力が強くて、栄養もたっぷりです。薬草も、クワンソウや月桃、ウコンなどたくさんあって、薬膳料理などに使われています。

秋野　ミネラルの含有が世界一としてギネス認定を受けた常温瞬間空中結晶製塩も話題になっています。

屋比久　そうですね、高血圧の方や腎臓病の方は塩の摂りすぎはよくないとドクターからいわれて塩を制限されますが、精製された塩はよくありませんが、天然塩ならある程度は摂ったほうがいいと思います。

秋野　そうでしょうか。主治医の先生によくご相談していただきたいと思います。

屋比久　沖縄の塩はナトリウムが少なく、カルシウムとマグネシウムのバランスがとてもよいのです。厚生労働省ではカルシウムとマグネシウムの割合を2対1と推奨していますが、マグネシウムが2で、カルシウムが1とする学者もおられますね。

秋野　しかしながら、国民健康・栄養調査によるとカルシウムの摂取量は幅広い年代で推奨量よりも不足している状態が続いています。一方で、カルシウムの過剰摂取により、高カルシウム血症など健康影響が見られていて、日本人の食事摂取基準（２０１５）には、成人の耐容上限量が一日２５００㎎と設定されています。

屋比久　マグネシウムは摂りすぎても4時間で排出されるといわれますし、ミネラルの摂りすぎは体内に蓄積されてしまうといわれますから、ミネラルの摂りすぎは注意が必要ですね。

秋野　マグネシウムはカルシウムと共同して、また拮抗して働き、「国民健康・栄養調査」によると推奨量よりは若干少ない状況です。海藻、豆類、野菜は両者をよく含んでいます。

高糖質食は注意が必要。「糖化」を防止しよう

屋比久　今回は炭水化物のことまでは詳しく議論できませんでしたが、糖尿病の方の食事内容を聞くと、炭水化物の割合がとても多いのです。ほとんどの方が麺類が大好きで、ごはんは山盛りですね。これではカロリーオーバーで太りやすくなりますし、余分な糖を分解するのに、インスリンの主材料となるタンパク質が不足すると、糖尿病にもなりやすくなるわけです。

秋野　糖質がエネルギー代謝に果たす役割は重要ですが、タンパク質や脂質が余分な糖と結合して「糖化」を起こし、高血糖が持続する状態は避けなければなりません。糖質と、タンパク質と脂質をバランスよく摂ってほしいと思います。一方で、私のまわりでも、低糖質や低インスリンダイエットをしている人たちが増えています。

屋比久　炭水化物を減らして、タンパク質を多めに摂っていただくだけで、体重は結構落ちていきます。しかも、変なやせ方をしません。50代、60代でダイエットをしても、タンパク質を十分摂っていればシワ肌になりませんし、体も筋肉質になります。

秋野　偏ることなくどこまでもご自身の生活様式に合ったものにしていただきたいと思い

ます。宮澤賢治の有名な詩（雨ニモマケズ）に、「一日ニ玄米四合ト味噌ト少シノ野菜ヲタベ」というフレーズがあります。戦後すぐの時代のほうがかえって糖質による摂取カロリーが高かったのに肥満が少なかったことをどうお考えになりますか。

屋比久　一日4合というのはかなりの量だと思いますが、宮沢賢治は、明治29（1896）年の生まれですし、菜食主義者だったと伝えられています。残念ながら、昭和8（1933）年に38歳の若さでお亡くなりになっておられますので、栄養失調が原因だったかもしれません。それと、当時の日本人はそれだけ体を動かしていたということでしょうね。

秋野　運動量が多い人にとっては、運動前後に食事をして糖質も補給することで、筋肉内に蓄えたタンパク質の分解が進まなくなります。エネルギーとして使われるタンパク質の量が減るからです。しかし、車社会などで労働が機械化されて、体を動かさなくなった現代では、一律に全エネルギーの50〜60％を糖質で摂るという指針を検討する必要があるかもしれません。そのうえで、高血糖の状態が持続すると、糖化を起こしてＡＧＥといってタンパク質と余分な糖質が結合した「終末糖化産物」が産生されます。糖尿病の検査で知られるＨｂＡ１ｃは、ヘモグロビンにグルコースが結合したものを測定します。ＡＧＥは血管壁のタンパク質と結合して血管の透過性を高めて血管の劣化を進め、またそれを除外しようとマクロファージがＡＧＥを食する際に一緒にコラーゲンやエラスチンといった血管壁のタンパク質を傷つけることで、さらに血管の機能が失われます。糖尿病の合併症である腎症、網膜症、下肢末梢動脈疾患の重症化にも関与しています。糖尿病や糖尿病のリスクがあり、運動が十分にできない方にとって、糖質の摂取量を減らすという考えはあると思います。

屋比久　そうですね。白米ではなく、玄米なら栄養があると思っている方もおられますが、私は、玄米菜食だけでは健康になれないと思っています。圧倒的にタンパク質が不足してしまいますし、玄米に含まれるフィチン酸にはキレート作用があって、ミネラルと結合して排出してしまうからです。玄米であれ白米であれ、炭水化物は減らして、良質なタンパク質や良質な脂肪、新鮮な野菜をたくさん摂ったほうが、体にはいいと思いますね。

秋野　ただし、米をそのまま糖質と見なすのは適切でないと思います。たとえば、玄米には6・8%、白米には6・1%のタンパク質が含まれていて、米から得られる一日あたりのタンパク質が18%に及ぶことを考えると、糖質を減らすために控えるべき食材はほかにもあると思います。食べ物に容易にアクセスできる時代だからこそ、一律にものを申し上げることが難しい時代になりました。自らにとって必要な栄養の摂取について本書から導き出していただければ幸いです。さて、屋比久先生は、ふだんはどんな食事をされているのですか。

屋比久　私は、あまり運動をしませんから、炭水化物はずいぶん少なめです。でも、タンパク質はたくさん摂っています。基本的には、WHOの推奨量に沿って計算していますが、年齢的に代謝が落ちているので、それより2割ほど増やしています。量だけでなく質も大事ですから、卵のようにプロテインスコアの高いタンパク質や、EPAやDHAの多いお魚が中心ですね。卵は一日に3～4個、豚赤肉やチキン手羽に緑黄色野菜をたっぷり入れて、実だくさんのスープをよくつくります。また、沖縄伝統食のクーブイリチー（豚赤肉、昆布、ニンジン、シイタケ、コンニャク、切り干しダイコンなどを入れる）などもよくつくります。また、モズクは常備しています。この食事で20年間、体調がどんどんよくなっていますから、間違いはないと思います。

野菜も栄養価が減っている

秋野　そうですか。ますますご活躍ですね。食材の質について調べようと「日本食品標準成分表」も紐解きましたが、対象も異なり、成分の分析法も一律ではないので比較は困難でした。しかし、自らが摂取する食材の栄養価について考えることは大事ですね。

屋比久　野菜のビタミンやミネラルが減ってきていることは、以前から指摘されています。

沖縄の伝統料理が蘇っても、素材の質が変わってしまったら、昔のような味や健康効果は望めなくなってしまいます。その辺はぜひ、秋野先生にご尽力いただきたいですね。

先生、今回は貴重なお時間をいただいて、本当にありがとうございました。

あとがき

屋比久勝子先生との対談はあっという間に終わりました。

この間には、沖縄大学地域研究所主催の公開講座に二人してお声がけをいただき、第551回「予防医学の要とは…現代の医療体制への挑戦」で講演を行う機会を賜りました。座長の劉剛先生のもとで、一緒に登壇した一石英一郎先生や会場の皆様に、対談中の内容を問えたことは、これまでの議論を整理して深める貴重な機会となりました。

当日の会場は隣の部屋と中継でつないでいただくほどに盛況で、ご参加の皆様にはこの場を借りてあつく御礼を申し上げます。食と健康についての関心はきわめて高く、講演終了後も含めて多くの質疑をいただきました。多くの参加者を前にして、私たち二人は個別の質疑にはそれぞれ個別の回答があることをあらためて実感したのです。会場に共通するメッセージを抽出するのは困難なことでした。

沖縄の肥満は、沖縄のお一人おひとりの健康状態が多様であることを示唆しています。部分的かつ一律の対策では、その克服は困難なことが予想されます。

本書を手に取ってくださった読者の皆様にも多様な状況があろうかと思います。これまでの食の変化をどう評価するのか。栄養に関する正しい知識の普及を前提として、私たちが暮らす風土に根差した伝統食の立場から食を見直してみる必要性を痛感してなりません。

本書の作成に当たっては二人で何度も議論を交わして、少なくとも栄養についての基礎知識を網羅して、分子レベルの栄養学について議論の一翼を担おうと努めてきました。また、現代書林の浅尾浩人氏には、折に触れ適切な助言をいただきました。しかしながら、私の力不足で注意すべき事項の頭出しに留まったならばお詫びをしなくてはなりません。

それでも栄養について新しい視点の必要性を国に提案した以上、これからも食と健康について深めていきたいと思います。読者の皆様のご指導を心からお願い申し上げます。

２０１９年１月

公明党沖縄方面副本部長　参議院議員　**秋野 公造**

これからの「新《あたら》しい栄養学《えいようがく》」について語《かた》りましょう

2019年3月18日　初版第1刷

著　者……………………屋比久勝子《やびくかつこ》　秋野公造《あきのこうぞう》
発行者……………………坂本桂一
発行所……………………現代書林
〒162-0053　東京都新宿区原町3-61　桂ビル
TEL／代表 03(3205)8384
振替／00140-7-42905
http://www.gendaishorin.co.jp/
カバーデザイン……………吉崎広明（ベルソグラフィック）
本文イラスト………………栗田真里子
カバー・帯写真……………Alexander Raths/shutterstock.com
編集協力……………………有限会社　桃青社

印刷・製本：㈱シナノパブリッシングプレス
乱丁・落丁本はお取り替えいたします

定価はカバーに
表示してあります

ISBN978-4-7745-1755-1　C0047